本草经典古籍校注丛书（第一辑）

李成文　总主编

药性辑要

丁甘仁　著

李成文　孙雪萍　校注

中国健康传媒集团
中国医药科技出版社
·北京

内容提要

本书收载药物379种。是继宋代太医局之后，由政府批准的第一所民营上海中医专门学校《中药学》教材。丁氏撷集《神农本草经》精华，辅以《本草从新》补充，按其属性分为草部、木部、果部、谷部、菜部、金石部、土部、人部、兽部、禽部、虫鱼部。首用简洁词句，诗歌体裁，突出性能专长：继之阐述药物有无毒性、配伍宜忌、药理分析及加工炮制，增补主治病证，扩大用药范围。本书可供中医药教学、科研人员参考，也可供中医爱好者参阅。

图书在版编目（CIP）数据

药性辑要 / 丁甘仁著；李成文，孙雪萍校注 . 北京：中国医药科技出版社，2025. 8. --（本草经典古籍校注丛书 / 李成文总主编）. -- ISBN 978-7-5214-4956-3

Ⅰ. R285.1

中国国家版本馆CIP数据核字第20240F1C66号

美术编辑 陈君杞
版式设计 南博文化

出版 **中国健康传媒集团** | 中国医药科技出版社
地址 北京市海淀区文慧园北路甲22号
邮编 100082
电话 发行：010-62227427 邮购：010-62236938
网址 www.cmstp.com
规格 880×1230mm 1/32
印张 7 1/4
字数 214千字
版次 2025年8月第1版
印次 2025年8月第1次印刷
印刷 大厂回族自治县彩虹印刷有限公司
经销 全国各地新华书店
书号 ISBN 978-7-5214-4956-3
定价 29.00元

获取新书信息、投稿、为图书纠错，请扫码联系我们。

本草经典古籍校注丛书
（第一辑）

编　委　会

前言

本草始自神农，专著400余部，各书所录，皆有侧重，载药3000多种，涵盖2000多年研究成果，包括药物形态、产地气候、种植栽培、采收加工、炮制保藏、伪劣鉴别、寒热温凉、酸苦甘辛咸淡、气味厚薄、升降浮沉、归经引经、功效主治、配伍应用、毒性禁忌、处方用量、煎煮方法、冲服外敷、丸散膏丹、用药验案等，至今未能全部整理出版，难得一窥芳容。即使是已经影印出版的繁体竖排版本，也因没有校注而阅读不便，故不被世人所关注。

不读本草，焉知药性？昆虫草木，生之有地，根叶花实，采之有时，新陈不同，精粗不等，区分名实，炮制加工。金石类多主镇逆破坚；草本类多主散结利气，大约苗及茎升，根降，叶散，子攻，花润；虫兽类多主助运泄闭。形质虽一，气味不同，气味相类，形质则迥。气无形而升为阳，味有质而降属阴；气味皆有厚薄，气厚者为纯阳，薄为阳中之阴；味厚者为纯阴，薄为阴中之阳。气薄则发泄，气厚则发热；味厚则泄，味薄则通；气薄宜升，味厚宜降，轻虚者浮而升，重实者沉而降。味薄者升而生春象，气薄者降而收秋象，气厚者浮而长夏象，味厚者浮而藏冬象，味平者化而成土象。气厚味薄者浮而升，味厚气薄者沉而降，气味俱厚者能浮能沉，气味俱薄者可升可降。降中有升，浮中有沉，升降一体，浮沉兼收。五味之用，味酸者能涩、能收，味苦者能泻、能燥、能坚，味甘者能补、能和、能缓，味辛者能散、能润、能横行，味咸者能下、能软坚，味淡者能利窍、能渗泄。辛甘发散为阳，酸苦涌泄为阴，咸味涌泄为阴，淡味渗泄为阳，轻清升浮为阳，重浊沉降为阴。药物归经引经，或入太阳，或入少阳，或入阳明，或行太阴，或走厥阴，或走少阴之经。凡色青、味酸、气躁，性属木者，皆入足厥阴肝、足少阳胆经；色赤、味苦、气焦，性属火者，皆入手少阴心、手太阳小肠经；色黄、味甘、气香，性属土者，皆入足太阴脾、足阳明胃经；色白、味辛、气腥，性属金者，皆入手太阴肺、手阳明大肠经；色黑、味咸、气腐，性属水者，皆入足少阴肾、足太阳膀胱经。寒热温凉，虚实补泻，或阴或阳，或气或血，或攻或补，或表或里，或开或阖，或通或涩，或燥或润，或芳香辟秽，防疫散邪，悦脾开胃，化湿祛浊，行气活血，消肿散结，通经止痛，开窍醒神。总之，多读本草，辨识药性，纠偏避害，才能将兵。否则，虚实莫辨，攻补妄施；温凉杂撮，寒热倒置，方不成方，何能制敌，动辄得咎，草菅人命。

本草多以繁体竖排手稿、抄本流传，近有刻本，遗漏错讹，在所难免，很多本草专著不被人知，历代医家耗尽毕生心血研究本草的新发现、新认知、新成果，或总结的独特用药心得与经验，无法得到传承，后人未见前书，却又进行着重复研究，浪费大量的宝贵资源，严重地影响了中药学的发展与学术进步，并波及中医学的发展与进步，更给大众健康带来了不利影响。

本草古籍众多，文辞深奥，涉及知识面较宽，过往校注之书，仅重医理，文字误读、注释错误、用典不释、当释未释、遇难不释现象屡见。为此，我们专门成立《本草经典古籍校注丛书》编写团队，对其进行系统整理校注。组织专家学者认真梳理，遵从中医古籍整理规范，参考诸家注释，筛选其影响阅读，难以理解的字、词、人名、地名、官职、书名、风俗、方物、典故、病证、本草异名等，逐一考订，遇疑即解，拨冗歧义，附以书证，注重源流，言简意赅，深入浅出，通俗易懂，清晰准确，突出实用。避免应解不解、蜻蜓点水、望文生义、字面顺释、曲解附会、失注误注，为中药研究、应用提供基础支持。

本套丛书的出版得到了中国医药科技出版社的大力支持，在此表示衷心的感谢。

中国中医药研究促进会各家学说与临床研究分会会长

河南中医药大学教授　主任医师　博士研究生导师

李成文

2025年6月

校注说明

丁泽周（1866–1926），字甘仁，江苏武进孟河镇（今江苏省常州市武进区）人，近代著名医学家、中医教育家，孟河医派代表人物，与费伯雄、马培之、巢崇山并称为“孟河四大家”。丁氏善用经方，师古而不泥，融合寒温辨治，辨证精准，用药和缓轻灵，重视脾胃。著有《医经辑要》《脉学辑要》《喉痧症治概要》《丁甘仁医案》《药性辑要》等。

《药性辑要》成书于1917年，收载药物379种，分为草部、木部、果部、谷部、菜部、金石部、土部、人部、兽部、禽部、虫鱼部。丁氏撷集《神农本草经》精华，辅以《本草从新》补充，首用简洁词句，诗歌体裁，突出性能专长；继之阐述药物有无毒性、配伍宜忌、药理分析及加工炮制，增补主治病证，扩大用药范围。作为上海地方政府批准的第一所民营上海中医专门学校《中药学》教材，对当今影响甚大。

本次校注以1917年上海中医专门学校铅印本为底本，以陈治平手抄本为主校本，以《本草从新》《孟河四家医集》等为参校本，并参考《丁甘仁临证医集》进行校注。

校注原则如下：

◆校勘方法以对校、他校为主，本校辅之，底本疑有讹误，而对校、他校又无旁证可采者，酌情用理校或存疑待考。

◆凡繁体字、异体字、俗写字、古今字，或有案可稽的古讹字，一律径改为规范简体字。

◆凡因形体相似，或增笔，或缺笔，或连笔等而误写误刻的文字，如“正、“止”“若、苦”“今、令”“灸、炙”，“且、旦”，千、干”，“日、月、曰”“太、大、犬”“己、已、巳”“人、八、入”“戊、戌、戍”“未、末”“胎、苔”“藏、脏”“府、腑”之类，若属明显讹误而无疑义者，径改不出注。若遇难裁断是非或疑似之间者，不改原文，出注说明。

◆凡疑难字，生僻字，通假字，容易误解的异读字；词义费解，或有歧义、僻义者；古代常用固定词汇或成语，而不符合今人习惯用语者；不常见、不常用的联绵词，或有歧义的虚词；本草别名、病证名、地名、官职、医家、书名等出注解释。同一内容多次出现且需出注时，一般只在首见处出注。

◆凡历朝避讳字，一律保持原貌，前人已改之字不回改，缺字不增补，但缺笔字补正。其中因改字影响文义之处和改人名处，均出注说明。特殊情况根据语境和文义处理。

◆因书改横排，原书右、左等表示方位词上、下之义，或前后文关系的，径改为上、下。

◆校注侧重于解释字词、人名、地名、方物、著作等方面，力求简明扼要，不作繁琐考证。

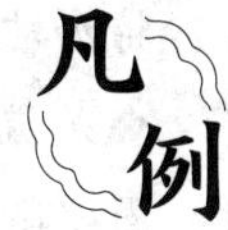

凡例

◆良医用药，首在辨性，非经熟读，临时茫如。然药品既多，又无文义，读者苦之。《雷公药性赋》善矣，而未免太简。唯李先生士材[①]编为骈体[②]，便于诵读，诱掖后学[③]，称便捷焉。故是编一以是书为主。

◆李氏原本药品主治漏载尚多，然过事兼收，亦滋淆杂。兹以《神农本经》[④]为主，以《本草从新》[⑤]为辅，择其尤要，审慎补

① 李先生士材：即明代著名医家李中梓，字士材，号念莪，江苏松江南汇（今上海）人。著有《医宗必读》《内经知要》《删补颐生微论》《雷公炮制药性解》《本草通玄》《诊家正眼》《病机沙篆》等。

② 骈体：以常用对偶和整齐文句并声音和谐以及辞藻华丽为特征，是六朝时盛行的一种文体。

③ 诱掖后学：即成语诱掖后进也，意为引导帮助后辈上进。诱掖，诱导扶持。

④《神农本经》：即《神农本草经》简称。

⑤《本草从新》：清代著名医家吴仪洛在清代汪昂《本草备要》基础上重订而成，全书6卷，载药670余种。每药之下，先列性味功用，主治病证。再述药物分析，简便方剂举例，各家论述，炮制，真伪鉴别及反恶宜忌等。简明实用，切合临床。

入，特加“增补”二字，以示区别。

◆是编虽有补入，而与李氏原本概仍其旧，唯原注有从删节者，固以限于篇幅，亦以竟委穷源[①]，自有他书足资考证。至药品之气味与气味之所入，编成排句[②]。药品之忌用，则于原注外兼采《本草从新》，以为临时之审酌。

◆增补之句，仿作骈语[③]，以照一律。并鉴古人音声迭代之说，庶几诵读允谐[④]。

◆李氏原本作录凡四百二十有余，兹沿之分为上、下二卷。唯世所常用之品，虽有因类补入者，而遗漏尚多，仍当再据《本草从新》续补一卷，以免遗珠之憾[⑤]。

◆是书注释之增补，概从《本草纲目》《本草从新》引入，间有一得，未敢混珠。唯泽周[⑥]智愧挈瓶[⑦]，终虞[⑧]鲜当，海内宏达，触类指讹，俾成完书，尤所厚望者也。

民国六年一月孟河丁泽周甘仁甫志于上海之思补山房

---

① 竟委穷源：即穷源竟委也，比喻彻底搞清楚事情的始末。竟、穷，彻底推求；委，水的下流；源，水流的源头。

② 排句：对偶句。

③ 骈语：四六对偶语句。

④ 允谐：和谐一致。

⑤ 遗珠之憾：指丢失了不该遗失的珍珠感到遗憾，喻指弃置未用的美好事物或贤德之才。珠：本义为蚌壳体内所生的珍珠，这里代指很重要的中药内容。

⑥ 泽周：即作者丁甘仁自称。丁氏名泽周，字甘仁，江苏武进孟河人，清末民初著名医家，孟河医学马、费、巢、丁代表之一。1917年在上海创办上海中医专门学校，培养了大批中医人才，为20世纪中医学发展作出了巨大贡献。

⑦ 挈瓶：汲水用的小瓶，能装少量的水。比喻才疏学浅。

⑧ 虞：忧虑，担忧。

药性总义

凡酸属木入肝，苦属火入心，甘属土入脾，辛属金入肺，咸属水入肾，此五味之义也。

凡青属木入肝，赤属火入心，黄属土入脾，白属金入肺，黑属水入肾，此五色之义也。

凡酸者能涩能收，苦者能泻能燥能坚，甘者能补能和能缓，辛者能散能润能横行，咸者能下能软坚，淡者能利窍能渗泄，此五味之用也。

凡寒、热、温、凉，气也；酸、苦、甘、辛、咸、淡，味也。气为阳，味为阴气无形而升故为阳，味有质而降故为阴。气厚者为纯阳，薄为阳中之阴；味厚者为纯阴，薄为阴中之阳。气薄则发泄，厚则发热阳气上行，故气薄者能泄于表，厚者能发热；味厚则泄，薄则通阴味下行，故味厚者能泄于下，薄者能通利。辛甘发散为阳，酸苦涌泄为阴辛散甘缓故发肌表，酸收苦泄故为涌泄；咸味涌泄为阴，淡味渗湿为阳。轻清升浮为阳，重浊沉降为阴。清阳出上窍本乎天者谓上，上窍七，谓耳、目、口、鼻，浊阴出下窍本乎地者谓下，下窍二，谓前、后二阴。清阳发腠理腠理，肌表也。阳升散于皮肤，故清阳发之，浊阴走五脏阴受气于五脏，故浊阴走之；清阳实四肢四肢为诸阳之本，故清阳实之，浊阴归六腑六腑传化水谷，故浊阴归之；此阴阳之义也。

凡轻虚者浮而升，重实者沉而降。味薄者升而生春象，气薄者降而收秋象，气厚者浮而长夏象，味厚者浮而藏冬象，味平者化而成土象。气厚味薄者浮而升，味厚气薄者沉而降，气味俱厚者能浮能沉，气味俱薄者可升可降。酸咸无升，辛甘无降，寒无浮，热无降。此升降浮沉之义也李时珍曰：升者引之以咸寒，则沉而直达下焦；沉者引之以酒，则浮而上至巅顶。一物之中有根升梢降、生升熟降者，是升降在物。亦在人也。凡根之在土中者，半身以上则上升，半身以下则下降。虽一药而根梢各别，用之或差，服亦无效。

凡质之轻者上入心肺，重者下入肝肾；中空者发表，内实者攻里；为枝者达四肢，为皮者达皮肤，为心、为干者内行脏腑。枯燥者入气分，润泽者入血分。此上下内外各以其类相从也。

凡色青味酸气臊臊为木气所化性属木者，皆入足厥阴肝、足少阳胆经肝与胆相表里，胆为甲木，肝为乙木；色赤味苦气焦焦为火气所化性属火者，皆入手少阴心、手太阳小肠经心与小肠相表里，小肠为丙火，心为丁火；色黄味甘气香香为土气所化性属土者，皆入足太阴脾、足阳明胃经脾与胃相表里，胃为戊土，脾为己土；色白味辛气腥腥为金气所化性属金者，皆入手太阴肺、手阳明大肠经肺与大肠相表里，大肠为庚金，肺为辛金；色黑味咸气腐腐为水气所化性属水者，皆入足少阴肾、足太阳膀胱经肾与膀胱相表里，膀胱为壬水，肾为癸水。凡一脏配一腑，腑皆属阳，故为甲丙戊庚壬，脏皆属阴，故为乙丁己辛癸也。十二经中唯手厥阴心包络、手少阳三焦经无所主，其经通于足厥阴、少阳。厥阴主血，诸药入厥阴血分者并入心包络。少阳主气，诸药入胆经气分者并入三焦。命门相火散行于胆、三焦、心包络，故入命门者并入三焦。此诸药入诸经之部分。

人之五脏应五行，金木水火土，子母相生。经曰：“虚则补其母，实则泻其子。”又曰：“子能令母实。”如肾为肝母，心为肝子，故入肝者并入肾与心；肝为心母，脾为心子，故入心者并入肝与脾；心为脾母，肺为脾子，故入脾者并入心与肺；脾为肺母，肾为肺子，故入肺者并入脾与肾；肺为肾母，肝为肾子，故入肾者并入肺与肝。此五行相生、子母相应之义也。

凡药各有形性气质，其入诸经，有因形相类者如连翘似心而入心，荔枝核似睾丸而入肾之类，有因性相从者如润者走血分，燥者入气分，本乎天者亲上，本乎地者亲下之类，有因气相求者如气香入脾、气焦入心之类，有因质相同者如头入头、干入身、枝入肢、皮行皮。又如红花、苏木，汁似血而入血之类，自然之理，可以意得也。

有相须者，同类不可离也如黄柏、知母、补骨脂、胡桃之类。为使者，我之佐使也。恶者，夺我之能也。畏者，受彼之制也。反者，两不可合也。杀者，制彼之毒也。此异同之义也。

肝苦急，急食甘以缓之肝为将军之官，其志怒，其气急，急则自伤，反为所苦，故宜食甘以缓之，则急者可平，柔能制刚也。肝欲散，急食辛以散之，以辛补之，以酸泻之木不宜郁，故欲以辛散之，顺其性者为补，逆其性者为泻。肝喜散而恶收，故辛为补，酸为泻。心苦缓，急食酸以收之心藏神，其志喜，喜则气缓而虚神散，故宜食酸以收之。心欲软，急食咸以软之，用咸补之，以甘泻之心火太过则为躁越，故急宜食咸以软之。盖咸从水化能相济也。心欲软，故以咸软为补；心苦缓，故以甘缓为泻。脾苦湿，急食苦以燥之脾以运化水谷、制水为事，湿胜则反伤脾土，故宜食苦以燥之。脾欲缓，急食甘以缓之。用苦泻之，以甘补之脾贵冲和温厚，其性欲缓，故宜食甘以缓之。脾喜甘而恶苦，故苦为泻而甘为补也。肺苦气上逆，急食苦以泄之肺主气，行治节之令。气病则上逆于肺，故宜急食苦以降泄之。肺欲收，急食酸以收之。用酸补之，以辛泻之肺应秋气，主收敛，故宜食酸以收之。肺气宜聚不宜散，故酸收为补，辛散为泻。肾苦燥，急食辛以润之。开腠理，致[①]津液，通气也肾为水脏，藏精者也。阴病者苦燥，故宜食辛以润之。盖辛从金，化水之母也。其能开腠理、致津液者，以辛能通气也。水中有真气，唯辛能达之，气至水亦至，故可

① 致：本义为献出，送给，送到。引申指到达，达到。

以润肾之燥。**肾欲坚，急食苦以坚之，用苦补之，以咸泻之**肾主闭藏，气贵周密，故肾欲坚，宜食苦以坚之也。苦能坚，故为补；咸能软，故为泻。**此五脏补泻之义也。**

酸伤筋酸走筋，过则伤筋而拘急，**辛胜酸**辛为金味，故胜木之酸；**苦伤气**苦从火化故伤肺气，火克金也。又如阳气性升，苦味性降，气为苦遏则不能舒伸，故苦伤气，**咸胜苦**咸为水味，故胜火之苦。按：气为苦所伤而用咸胜之，此自五行相制之理。若以辛助金而以甘泄苦，亦是捷法。盖气味以辛甘为阳，酸苦咸为阴。阴胜者，胜之以阳；阳胜者，制之以阴。何非胜复之妙而其中宜否，则在乎用之权变尔。**甘伤肉，酸胜甘**酸为木味，故胜土之甘。**辛伤皮毛**辛能上气故伤皮毛，**苦胜辛**苦为火味，故胜金之辛。**咸伤血**咸从水化故伤心血，水胜火也。食咸则渴，伤血可知，**甘胜咸**甘为土味，故胜水之咸，**此五行相克之义也。**

辛走气，气病无[①]**多食辛**《五味》论曰：多食之令人洞[②]心。洞心，透心若空也。**咸走血，血病无多食咸**血得咸则凝结而不流。《五味》论曰：多食之令人渴。**苦走骨，骨病勿多食苦**苦性沉降，阴也。骨属肾，亦阴也。骨得苦则沉降，阴过盛，骨重难举矣。《五味》论曰：多食之令人变呕。**甘走肉，肉病勿多食甘**甘能缓中，善生胀满。《五味》论曰：多食之令人悗[③]心。悗心，心闷也。**酸走筋，筋病勿多食酸**酸能收缩，筋得酸则缩。《五味》论曰：多食之令人癃。癃，小便不利也，**此五病之所禁也。**

多食咸则脉凝泣而变色水能克火，故病在心之脉与色也。《五味》论曰：心病禁咸，**多食苦则皮槁**[④]**而毛拔**[⑤]火能克金，故病在肺之皮毛也。《五味》篇曰：肺病禁苦，**多食辛则筋急而爪枯**金能克木，故病在肝之筋爪也。《五味》篇

---

① 无：根据下文，疑为“勿”之误。

② 洞：本义为（水流）急。又表示通，穿透。引申指空。

③ 悗：烦闷。

④ 槁：本义为枯木。引申指干枯，干瘪，瘦，没有光泽。

⑤ 拔：本义为拽，连根拉出。引申指脱落。

曰：肝病禁辛，**多食酸则肉胝胎而唇揭**[①]胝，皮厚也，手足胼胝之谓。木能克土，故病在脾之肉与唇也。《五味》篇曰：脾病禁酸，**多食甘则骨痛而发落**土能克水，故病在肾之骨与发也。《五味》篇曰：肾病禁甘，**此五味之所伤也。**

风淫于内，治以辛凉，佐以苦甘，以甘缓之，以辛散之风为木气，金能胜之，故治以辛凉。过于辛，恐反伤其气，故佐以苦甘。苦胜辛，甘益气也。木性急，故以甘缓之；风邪胜，故以辛散之。**热淫于内，治以咸寒，佐以甘苦，以酸收之，以苦发之**热为火气，水能胜之，故治以咸寒，佐以甘苦。甘胜咸，所以防咸之过也。苦能泻，所以去热之实也。热盛于经而不敛者，以酸收之。热郁于内而不解者，以苦发之。**湿盛于内，治以苦热，佐以酸淡，以苦燥之，以淡泻之**湿为土气，燥能除之，故治以苦热。酸从木化，制土者也，故佐以酸淡。以苦燥之者，苦从火化也。以淡泄之者，淡能利窍也。**火淫于内，治以咸冷，佐以苦辛，以酸收之，以苦发之**火者，壮火也，故宜治以咸冷。苦能泄火，辛能散火，故用以为佐。酸收苦发，义与上文热淫同治。**燥淫于内，治以苦温，佐以甘辛，以苦下之**燥为金气，火能胜之，治以苦温，苦从火化也。佐以甘辛，木受金伤，以甘缓之。金之正味，以辛泻之也。燥结不通则邪实于内，故当以苦下之。**寒淫于内，治以甘热，佐以苦辛，以咸泻之，以辛润之，以苦坚之**寒为水气，土能制水，热能制寒，故治以甘热，甘从土化，热从火化也。佐以苦辛等，义如《脏气法时论》曰：肾苦燥，急食辛以润之。肾欲坚，急食苦以坚之，用苦补之，咸泻之也。**此六淫主治各有所宜也。**

凡药须俟[②]制焙毕，然后秤用，不得先秤。湿润药皆先增分两，燥乃秤之。

凡酒制升提，姜制温散，入盐走肾而软坚，用醋注肝而收敛。童便除劣性而降下，米泔去燥性而和中。乳润枯生血，蜜甘缓益元。陈壁土藉土气以补中州，面煨曲制抑醋性勿伤上膈。黑豆甘草汤渍并解毒，致令平和；羊酥猪脂涂烧咸渗骨，容易脆断。去

---

① 揭：本义为高举。引申指向上翻。

② 俟：等待。

穰者免胀，去心者除烦，此制治各有所宜也。《本草》所谓黑豆、乌豆，皆黑大豆也。苏颂曰：紧小者为雄，入药尤佳。宗奭[①]曰：小者力更佳。皆谓黑大豆之较小者，非世俗所称马料豆也。世俗所谓马料豆，即绿豆也。绿豆性温热，味涩劣，乃豆中之最下之品，以其野生，价最低贱，北方甚多，故喂马用之。盖凡豆皆可作马料，而莫有如此豆之价廉也。今药肆中煮何首乌不用黑大豆而用绿豆，甚谬。并有将煮过首乌之绿豆伪充淡豆豉，尤属可笑。市医每有以绿豆皮可用也，因时珍混注绿豆即小黑豆，以致后人多误。

用药有宜陈久者收藏高燥处又必时常开着，不令微蛀；有宜精新者，如南星、半夏、麻黄、大黄、木贼、棕榈、芫花、槐花、荆芥、枳实、枳壳、橘皮、香栾[②]、佛手柑、山茱萸、吴茱萸、燕窝、蛤蚧、陈壁土、秋石、金汁、石灰、米、麦、酒、酱、醋、茶、姜、芥、艾、墨、蒸饼、诸曲、诸胶之类，皆以陈久者为佳。或取其烈性灭，或取其火气脱也凡煎阿胶、鹿胶等只宜微火令小沸，不得过七日。若日数多，火气太重，虽陈之至久，火气终不能脱，服之不唯无益，反致助火伤阴也。煎膏滋亦宜微火，并不可久煎。阴虚有火之人一应药饵、食物最忌煎炒，修合丸子宜将药切绝薄片子蒸烂，熟捣为丸。若用火制焙，不但不能治病，反致发火伤阴，旧疾必更作也。余则俱宜精新。若陈腐而欠鲜明，则气味不全，服之必无效。唐耿湋诗云：朽药误新方[③]，正谓是也。此药品有新陈之不同，用之贵各得其宜也。

---

① 宗奭：即寇宗奭，宋代药物学家，著有《本草衍义》。

② 香栾：即代代花别名。主治气郁不舒，胃脘疼痛，胸腹胀满。

③ 朽药误新方：是唐代诗人耿湋所做“秋晚卧疾寄司空拾遗曙卢少府纶”诗词中的句子。“寒几坐空堂，疏髯似积霜。老医迷旧疾，朽药误新方。晚果红低树，秋苔绿遍墙。惭非蒋生径，不敢望求羊。”

目录

上卷

草部

人参

味甘微寒，入于肺脾寒：原本[①]作温，今从神农本草改正。

补气安神，除邪益智。疗心腹虚痛，除胸胁逆满。止消渴，破坚积。气壮而胃自开，气和而食自化。

人参无毒，茯苓为使，恶卤碱[②]，反藜芦，畏五灵脂。产辽东宁古塔[③]，其色黄中带白，大而肥润者佳。

人参得阳和之气，能回元气于垂亡，气足则神安，正旺则邪去。益智者，心气强则善思而多智也。真气虚者，中寒而痛，胸满而逆。阳春一至，寒转为温，否转为泰[④]矣。气入金家，金为水母，渴藉以止矣。

---

① 原本：为丁氏原注，根据凡例所言，此“原本”指《雷公药性赋》。

② 卤碱：本品为盐卤凝结而成的氯化镁等物质的结晶。《神农本草经》：主大热、消渴、狂烦，除邪，柔肌肤。《名医别录》：去五脏肠胃留热结气，心下坚，食已呕逆，喘满，明目，目痛。

③ 宁古塔：即宁古塔将军驻地旧城遗址，位于今黑龙江省牡丹江市海林市海长公路古城村。

④ 否转为泰：即否极泰来，指病证向好转变。否：（音pǐ），不好，坏，恶。泰：本义为洗浴，引申指美好。

破积消食者，脾得乾健之运耳。

按：人参状类人形，功魁群草，第[①]亦有不宜用者。世之录其长者，遂忘其短，摘其瑕者，并弃其瑜。或当用而后时，或非宜而妄投，不蒙其利，只见其害，遂使良药见疑于世，粗工[②]互腾其口[③]，良可恨也。人参能理一切虚证，气虚者，固无论矣，血虚者，亦不可缺。无阳则阴无以生，血脱者补气，自古记之。所谓肺热还伤肺者，肺脉洪实，火气方逆，血逆妄行，气尚未虚，不可骤用。痧疹初发，身虽热而斑点未形，伤寒始作，症未定而邪热方炽，若误投之，鲜克免者。多用则宣通，少用反壅滞。

生地黄

甘寒之味，入心、肝与脾、肾。

凉血补阴，去瘀生新，养筋骨，益气力，理胎产，主劳伤，通二便，消宿食。心病而掌中热痛，脾病而痿躄贪眠。

【增补】骨髓能填，肌肉可长。

地黄无毒，恶贝母，忌铜、铁、葱、蒜、萝卜诸品。产怀庆[④]黑而肥实者佳。

生地黄，性寒而润，胃虚食少，脾虚泻多，均在禁例，姜酒拌炒，则不妨胃。

---

① 第：本义为竹笋竹节的层次。此处相当于“但”。

② 粗工：指医道粗疏的医生。

③ 互腾其口：众人辗转述说。此处意为水平低劣的医生因不善于使用人参，导致其不能正确认识人参的功效，而只看到误用人参的危害，并将其危害口口相传，导致此良药被世人怀疑。腾，本义为传递邮驿，即传递，转述。

④ 怀庆：古代行政区域。元代设怀庆路；明清为怀庆府，府治河南河内县（今河南省焦作沁阳市）。

按：生地黄即今之干地黄。

熟地黄

味、性、畏、忌与生地同。

滋肾水，封填骨髓，利血脉，补益真阴，久病余胫股酸痛，新产后脐腹急疼。

熟地黄用砂锅柳甑[①]，衬以荷叶，将黄酒润生地，用缩砂仁粗末拌蒸，盖覆极密，文武火[②]蒸半日，取起晒极干，如是九次，令中心透熟，纯黑乃佳。姜酒拌炒，则不泥膈。

天门冬

味甘寒，入肺与肾。

定喘定嗽，治肺痿肺痈，是润燥之力也。益精益髓，消血消痰，非补阴之力欤。善杀三虫[③]，能通二便。

【增补】治伏尸以奏效，祛风湿而有功。

天门冬无毒，地黄、贝母为使，忌鲤鱼。去心用，取肥大明亮者酒蒸。

天门冬性寒而滑，若脾虚而泄泻恶食者，大非所宜，即有其证，亦勿轻投。

甘寒养阴，肺肾虚热之要药也。热则生风，热清而风自去。湿乃热蒸，热化而湿亦除。肾为作强之官而主骨，湿热下流，使

---

① 甑（zèng）：古代炊具，底部有许多小孔，放在鬲（lì）上蒸食物。

② 文武火：用于烧煮的文火与武火。文火，火力小而弱；武火，火力大而猛。

③ 三虫：指小儿三种常见的肠寄生虫病，即长虫、赤虫、蛲虫。见于《诸病源候论》卷五十。

人痿。善去湿热，故骨强也。虚而内热，三虫生焉，补虚去热，三虫杀矣。肺喜清肃，火不乘金，故曰保也。咳喘痈痿[①]，血痰燥渴，保肺之后，莫不疗之。伏热在中，饮食不为肌肤，邪热清，而肌肤得其养矣。肺金不燥，消渴自止。气化及于州都[②]，小便自利。

麦门冬

味甘微寒，入肺与心。

退肺中伏火，止渴益精，清心气惊烦，定血疗咳。

【增补】心腹结气，伤中伤饥，是之职尔。胃络脉绝，羸瘦短气，无不宜焉。

麦门冬无毒，地黄、车前为使，恶款冬花，忌鲫鱼，肥白者佳，去心用。

麦门冬与天门冬功用相当，寒性稍减，虚寒泄泻之人，仍宜忌之。

麦门冬，禀秋金之微寒，得西方之正色，故清肺多功。心火焦烦，正如盛暑，秋风一至，炎蒸若失。心主血，心既清宁，妄行者息。脾受湿热，则肌肉肿而肠胃满，热去即湿除，肿满者自愈。金不燥则不渴，金水生则益精。

白术

甘温而苦，入脾胃经。

健脾进食，消谷补中，化胃经痰水，理心下急满，利腰脐血

① 痈痿：指肺痈、肺痿。

② 州都：本为古代官名，是州郡的长官，主要负责管理一州的行政和司法事务。此指膀胱在津液代谢与尿液排出中的重要作用。

结，祛周身湿痹，君枳实以消痞，佐黄芩以安胎。

白术无毒，防风为使，忌桃、李、青鱼，产於潜者佳。米泔水浸半日，土蒸，切片蜜水拌匀，止宜炒黄，炒焦则气味全失。

白术甘温，得土中之冲气，补脾胃之圣药也。脾胃健则转输，新谷善进，宿谷善消；土旺自能胜湿，痰水易化，急满易解。腰脐间血，周身之痹，皆湿停为害，湿去则安矣。消痞者，强脾胃之力也。安胎者，化湿热之功耳。

按：白术赞云：味重金浆，芳逾玉液，百邪外御，六腑内充，察草木之胜，速益于已者，并不及术之多功也。但阴虚燥渴、便闭滞下，肝肾有筑筑动气者，勿服。

苍术

辛温而苦，入于脾经。

燥湿消痰，发汗解郁。除山岚瘴气，弭灾沴恶疾。

苍术无毒，畏、恶同白术，产茅山[1]者佳，泔浸蒸晒。

苍术为湿家之要剂，痰与气俱化，辛温快气；汗与郁并解，芳气辟邪，得天地之正气者欤[2]！

按：苍术与白术，功用相似，补中逊之，燥性过之。无湿者便不敢用，况于燥证乎。

甘草

甘平之味，入于脾经。

---

① 茅山：古名句曲山，又名三茅山。即今江苏西南部，地跨今句容、金坛、溧水、李杨等县市境之大茅山。

② 欤：本义为安舒之气，即长长舒了口气。发展为语气词，用以表示疑问、反诘、推测、停顿、感叹等徐缓而安舒的语气。

补脾以和中，润肺而疗痿，止泻退热，坚筋长肌，解一切毒，和一切药。梢：止茎中作痛；节：医肿毒诸疮。

甘草无毒，白术为使，反大戟、芫花、甘遂、海藻，恶远志，忌猪肉，令人阳痿。

外赤内黄，备坤离之色；味甘气平，资戊己之功。调和群品，有元老之称。普治百邪，得王道[①]之用。益阴除热，有裨金宫。故咳嗽咽痛、肺痰均治也。专滋脾土，故泻痢虚热，肌肉均赖也。诸毒遇土则化，甘草为九土之精，故百毒化。热药用之缓其热，寒药用之缓其寒。理中汤用之恐其僭上，承气汤用之恐其速下。

按：甘草生用气平而泻火，炙用气温而补中。甘能作胀，中满者忌之，呕家酒家亦忌。大而结者良，出大同[②]名粉草，细者名统草。

黄芪

味甘微温，入于脾肺。

补肺气而实皮毛，敛汗托疮，解渴定喘，益胃气而去肤热，止泻生肌，补虚治痨。恶风大癞[③]急需，痘虚疡科莫缺。

【增补】疗五痔，散鼠瘘。小儿则百病咸宜，久败之疡疮尤要。

黄芪无毒，茯苓为使，恶龟甲、白鲜皮，畏防风。蜜炙透，形如箭竿者佳。绵软而嫩无丫枝。

---

① 王道：本义为儒家提出的一种以仁义治天下的政治主张，与霸道相对。此指健脾调胃等平和之品。

② 大同：古代地名。唐乾符五年（878）设置，即今山西大同市。

③ 癞：病名，即疠风。亦称大风恶疾。见于元代危亦林《世医得效方》卷十三。

种种功勋，皆是补脾实肺之力，能理风癞者，经谓邪之所凑，其气必虚，气充于外，邪无所容耳。

按：黄芪实表，有表邪者勿用。助气，气实者勿用。肝气不和亦禁用，阴冷虚者宜少用，恐升气于表，而里愈虚耳。生用固表，炙用补中。

远志

味苦辛温，入于心肾。

定心气，止惊益智；补肾气，强志益精。治皮肤中热，令耳目聪明。

【增补】疗咳逆[①]而愈伤中，补不足以除邪气。

远志无毒，畏珍珠、藜芦，杀附子毒。冷甘草汤浸透，去水焙干。山西白皮者良，山东黑皮者次之。

心君镇定，则震撼无忧；灵机善运，故止惊益智。水府充盈，则坚强称职；闭蛰封藏，故强志益精。水旺而皮热可除，心安而耳目自利。

按：远志水火并补，殆交坎离而成既济者耶！本功之外，善疗痈毒，敷服皆奇。苦以泄之，辛以散之之力也。

菖蒲

味辛温，入于心脾。

宣五脏，耳聪目明，通九窍，心开智长，风寒湿痹宜求，咳

① 咳逆：内科病证名。指咳嗽气上逆的疾患。出于《素问·六元正纪大论》。

逆上气莫缺，止小便利，理脓窠疮[①]。

【增补】能治疮痈，并温肠胃。

菖蒲无毒，秦艽为使，恶麻黄，忌饴糖、羊肉，勿犯铁器，令人吐逆，石生细而节密者佳。

菖蒲受孟夏之气，合茫草之本。芳香利窍，辛温达气，心脾之良药也。故善宣通，能除湿痹。

按：菖蒲香燥，阴血不足者禁之，精滑汗多者尤忌。唯佐地黄、门冬之属，资其宣导，臻于太和。雷公云：泥菖、夏菖，二件相似，但气味腥秽，形如竹根。

萎蕤

味甘平，入于脾、肺、肝、肾。

润肺而止嗽痰，补脾而去湿热，养肝而理眥伤泪出，益肾而除腰痛茎寒。

【增补】治中风暴热，不能动摇。疗结肉跌筋，臻于和润。

萎蕤无毒，亦名肥玉竹，畏卤碱，蜜水拌蒸，去毛，或酒浸蒸用。

萎蕤滋益阴精，与地黄同功。增长阳气，与人参同力。润而不滑，和而不偏。譬诸盛德之人，无往不利。

薯蓣

薯蓣味甘平，入心、肾、脾。

① 脓窠疮：外科病证名。属于疮疡的一种，又称脓疱疮。是一种皮损部位较深在的化脓性皮肤病，愈合较慢，愈后留有瘢痕。

益气长肌，安神退热，补脾除泻痢，补肾止遗精。

薯蓣无毒，一名山药，蒸透用。零余子：系山药藤上所结子，甘温，功用强于山药。

山药得土中冲气，受春之和气，故主用如上。比之金玉君子。但性缓多用方效。唯山药与面同食，不能益人。

薏苡仁

味甘微寒，入于脾、肺。

祛风湿，理脚气拘挛；保燥金，治痿痈咳嗽。泻痢不能缺也，水胀其可废乎？

薏仁无毒，洗净晒炒。

薏仁得地之燥，受秋之凉，能燥脾湿，善祛肺热。大便燥结，因寒转筋，及妊娠者并禁之。

木香

辛温之味，入肺、脾、肝。

平肝降气，郁可开而胎可安；健胃宽中，食可消而痢可止。何患乎鬼邪蛊毒，无忧于冷气心疼。

【增补】地气腾则霖露降，梦寤少而魇寐除。

木香无毒，生用理气，煨熟止泻。番舶上来，形如枯骨，味苦粘舌者良。

气味纯阳，故辟邪止痛。吐泻、脾疾也，停食亦脾疾也，土喜温燥，得之即效；气郁气逆，肝疾也，木喜疏通，得之即平。胎前须顺气，故能安胎。木香香燥，而偏于阳，肺虚有热，血枯而燥者戒用。

石斛

味甘平，入胃与肾。

清胃生肌，逐皮肤虚热；强肾益精，疗脚膝痹弱。厚肠止泻，安神定惊。

【增补】益阴也，而愈伤中；清肺也，则能下气。

石斛无毒，恶巴豆，畏僵蚕。酒浸酥拌蒸，光泽如金钗，股短中实、味甘者良。

入胃清湿热，故理痹证泄泻。入肾强阴，故理精衰骨痛。其安神定惊，兼入心也。

按：石斛宜于汤液，不宜入丸，形长而细且坚，味甘不苦为真。误用木斛，味大苦，饵之损人，虚而无火者，不得混用。

牛膝[①]

味苦酸平，入肝与肾。

壮筋骨，利腰膝，除寒湿，解拘挛，益精强阴，通经堕胎，理膀胱气化迟难，引诸药下行甚捷。

【增补】热伤以愈，火烂能完。

牛膝无毒，恶鳖甲，忌牛肉，酒蒸。出怀庆府，长大肥润者佳。

肝为血海而主筋，血海得补，则经通而挛急者解矣，骨者肾之司也，腰者肾之府也，精者肾之藏也，小便者肾所主也，补肾则众疾咸安。堕胎者，以其破血下行也。

牛膝主用，多在肝肾下部，上焦药中勿入，气虚下陷，血崩不止者戒用。

① 牛膝：根据文义，当为怀牛膝。

芎䓖

辛温之味，入于肝经。

主头痛面风，泪出多涕，寒痹筋挛，去瘀生新，调经种子，长肉排脓，小者名抚芎，止痢且开郁。

芎䓖无毒，白芷为使，畏黄连，蜀产为川芎，秦产为西芎，江南为抚芎，以川产大块、里白不油、辛甘者良。

辛甘发散为阳，故多功于头面；血和则袪旧生新，经调而挛痹自解。长肉排脓者，以其为血中气药也。抚芎之止痢开郁，亦上升辛散之力。

按：芎䓖性阳味辛，凡虚火上炎，呕吐咳逆者忌之。《衍义》云：久服令人暴亡。为其辛喜归肺，肺气偏胜，金来贼木，肝必受侮，久则偏绝耳。

当归

味甘辛温，入心、肝、脾。

去瘀生新，舒筋润肠，温中止心腹之痛，养营疗肢节之疼，外科排脓止痛，女科沥血崩中。

【增补】煮汁允良，种子宜用。

当归无毒，畏菖蒲、海藻、生姜。酒洗去芦。川产力刚，善攻。秦产力柔，善补。以秦产头圆尾多肥润，名马尾当归者良。

心主血，脾统血，肝藏血，当归为血药，故入三经，而主治如上。本经首言，主咳逆上气，辛散之勋也。头止血，尾破血，身补血，全和血，能引诸血各归其所当归之经，故名当归。气血昏乱，服之即定。

当归善滑肠，泄泻者禁用，入吐血剂中，须醋炒之。

白芍药

味苦酸微寒，入肝、脾、肺苦平二字，从神农本草改正。

敛肺而主胀逆喘咳、腠理不固，安脾而主中满腹痛、泻痢不和。制肝而主血热目疾、胁下作痛。

【增补】气本苦平，功昭泄降，能治血痹坚积，何虞寒热疝瘕。

白芍药无毒，恶石斛、芒硝，畏鳖甲、小苏及藜芦，煨熟酒焙。

收敛下降，适合秋金，故气宁而汗止，专入脾经血分，能泻肝家火邪，故功能颇多。一言以蔽之，敛气凉血而已矣！

按：白芍药之寒性未若黄连之苦寒，而寇氏云，减芍药以避中寒。丹溪云：产后不用芍药，恐酸寒伐生生之气。嗟乎！药之寒者，行杀伐之气，违生长之机。虽微寒如芍药，古人犹谆谆告诫，况大苦大寒之药，其可肆用而莫之忌耶？！

赤芍药

酸寒之味，与白芍同。

专行恶血，兼利小肠。

【增补】泻肝火，治血痹。腹痛胁痛，疝瘕坚积服之瘥；经闭肠风，痈肿目赤治之愈。

赤芍药无毒，虚者忌用，酒炒制其寒，妇人血分醋炒，下痢后重不炒。

五味子

味甘而酸，入于肺、肾，其中有核，苦咸辛温。

滋肾经不足之水，强阴涩精，除热解渴；收肺金耗散之气，疗咳定喘，敛汗固肠。

五味无毒，苁蓉为使，恶萎蕤，嗽药[①]生用，补药微焙，北产紫黑者佳，南产色红而枯，若风寒在肺，宜南者。

洁古[②]云：夏服五味，使人精神顿加，两足筋力涌出。东垣[③]云：收瞳神散大，火热必用之药。丹溪云：收肺保肾，乃火嗽必用之药。五味功用虽多，收肺保肾四字，足以尽之。

五味乃要药，人多不敢用者，寇氏虚热之说误之耳。唯风邪在表，痧疹初发，一切停饮，肺有实热，皆禁之。

丹参

味苦而寒，入于心经。

安神散结，益气养阴，去瘀血，生新血，安生胎，落死胎，胎前产后，带下崩中。

【增补】固破癥而除瘕，亦止烦而愈满。

丹参无毒，畏碱水，反藜芦。

色合丙丁，独入心家，专主血证，古称丹参一味，与四物同功，嘉其补阴之绩也。

丹参虽能补血，长于行血，妊娠无故勿服。神农本草谓其气平而降，信然。

---

① 嗽药：指用于治疗咳嗽的药。

② 洁古：即张元素，字洁古，金之易州（河北省易县军士村，今水口村）人。中医易水学派创始人，著有《医学启源》《脏腑标本寒热虚实用药式》及《珍珠囊》等书。

③ 东垣：即李杲（1180–1251年），字明之，晚年自号东垣老人，河北真定人（今河北省正定县），金元著名医家。著有《脾胃论》《内外伤辨惑论》《东垣试效方》《医学发明》等。

沙参

味苦微寒，入太阴肺。

主寒热咳嗽，胸痹头痛，定心内惊烦，退皮间邪热。

【增补】治火亢血结之恙，擅补中益肺之功。

沙参无毒，恶防己，反藜芦，白色长大者良。南沙参功同沙参，而力稍逊，色稍黄，小而短。近有一种味带辣者，不可用。

气轻力薄，非肩宏任大之品也。人参甘温体重，专益肺气，补阳而生阴。沙参甘寒体轻，专清肺热，补阴而制阳。

沙参性寒，脏腑无实热，及寒客肺经而嗽者勿用。

玄参

味苦咸微寒，入少阴肾。

补肾益精，退热明目，伤寒瘢毒，痨证骨蒸，解烦渴，利咽喉。外科瘰疬痈疽，妇科产乳余疾①。

玄参无毒，恶黄芪、干姜、大枣、山茱萸，反藜芦，忌铜器，取青白者蒸过晒干，黑润者佳。

色黑味咸，肾家要药，凡益精明目，退热除蒸，皆壮水之效也。至如咽痛烦渴，瘢毒疬疮，皆肺病也。正为水虚火亢，金受贼邪，第与壮水，阳焰无光。已产乳余疾，亦属阴伤，故应并主。玄参寒滑，脾虚泄泻者禁之。

苦参

味苦而寒，入少阴肾苦参子，俗名鸦胆子。

① 产乳余疾：指生产及哺乳期遗留的疾病。

除热祛湿，利水固齿，痈肿疮疡，肠澼下血。

【增补】主心腹结气，亦明目止泪。

苦参无毒，玄参为使，恶贝母、菟丝、漏芦，反藜芦。泔浸一宿，蒸过曝干。

味苦性寒，纯阴之品，故理湿热有功。疮毒肠澼，皆湿蒸热郁之愆，宜其咸主。齿乃骨之余，清肾则齿自固耳。

按：苦参大苦大寒，不唯损胃，兼且寒精。向非大热，恶敢轻投？

知母

味苦而寒，入肺与肾。

清肺热而消痰润咳，泻肾火而利水滑肠，肢体浮肿为上剂，伤寒烦热号神良。

【增补】补寒水于不充，益五脏之阴气。

知母无毒，忌铁器，肥白者佳。去毛，盐酒炒透，上行酒浸，下行盐水拌。

泻肾家有余之火，是其本功。至夫清金治肿诸效，良由相火不炎，自当驯[①]致也。

知母阴寒，不宜多服，近世尊为上品，往往致泄泻而毙。故肾虚阳痿，脾虚溏泄，不思食，不化食者，皆不可用。

贝母

味辛而苦微寒，入于心肺。

消痰润肺，涤热清心，喘咳红痰要矣，胸中郁结神哉！

---

① 驯：本义为马驯服。引申指循序渐进。

【增补】乳难与风痉咸宜，疝瘕共喉痹兼要。

贝母无毒，厚朴为使，畏秦艽，反乌头。去心，糯米拌炒，米熟为度。川产最佳，象山贝母，体坚味苦，去时感风痰。土贝母，形大味苦，治外科。

贝母性滑，痰在脾经则禁用。故寒痰、风痰、湿痰、食积痰、肾虚水为痰，亦非贝母所司。辛宜归肺，苦宜归心，大抵心清气降，肺赖以宁，且润而化痰，故多功于西方也。

按：汪机[1]曰：俗以半夏燥而有毒，代以贝母，不知贝母治肺经燥痰，半夏治脾土湿痰，何可代耶？脾为湿土，故喜燥，肺为燥金，故喜润，若痰在脾经，误用贝母之润，投以所恶，可翘首待毙。

紫菀

味苦辛温，入太阴肺。

主痰喘上气，尸疰劳伤，咳吐脓血，通利小肠。

【增补】治胸中寒热之结气，去蛊毒痿躄以安脏。

紫菀无毒，款冬花为使，恶远志，畏茵陈，洗净蜜水炒，白者为女菀。苦能下达，辛可益金，故吐血保肺，收为上品。虽入至高，善于下趋，使气化及于州都，小便自利，人所不知。

紫菀性温，暂用之品，阴虚肺热者，不宜专用，多用须地黄、门冬共之。

百合

味甘微寒，入心与脾。

---

① 汪机：字省之，号石山居士，安徽祁门人，明代著名医家。著有《脉诀刊误》《石山医案》《读素问抄》《运气易览》《针灸问对》《外科理例》《痘治理辨》《推求师意》《素问补注》等。

保肺止咳，祛邪定惊，止涕泪多，利大小便。

【增补】腹胀心痛可治，补中益气允谐。

百合无毒，花白者入药。

君主镇定，邪不能侵，相傅清肃，咳嗽可疗。涕泪、肺肝热也；二便不通，肾经热也，清火之后，复何患乎？仲景云：行住坐卧不安，如有神灵，谓之百合病[①]。以百合治之，是亦清心安神之效欤！百合通二便，中寒下陷者忌。

天花粉

味苦寒，入心、脾。

止渴退烦热，消痰通月经，排脓散肿，利肠清心。实名瓜蒌，主疗结胸，其子润肺，主化燥痰。

天花粉无毒，枸杞为使，恶干姜，畏牛膝、干漆，反乌头。

消痰解热是其职，专通经者，非若桃仁、姜黄之直行血分，热清则血不瘀耳。旧称补虚，亦以退热为补，不可不察。

天花粉受清寒之气，脾胃虚寒，及泄泻者忌用。

续断

味苦辛微温，入于肝经。

补劳伤，续筋骨，破瘀结，利关节，缩小便，止遗泄，痈毒宜收，胎产莫缺。

① 百合病：内科病名。情志病之一。见于《金匮要略·百合狐惑阴阳毒病脉证治第三》："意欲食复不能食，常默默，欲卧不能卧，欲行不能行；饮食或有美时，或有不欲闻食臭时；如寒无寒，如热无热；口苦，小便赤。诸药不能治，得药则剧吐利。如有神灵者，身形如和，其脉微数。"

【增补】通妇人之乳滞，散经络之伤寒。

续断无毒，地黄为使，恶雷丸，酒浸焙。

补而不滞，行而不泄，故外科妇科，取用多宏也。川产者良，壮如鸡肚皮、黄皱节断者真。

秦艽

味苦性平，入于肝胃。

祛风活络，养血舒筋，骨蒸黄疸，利水通淋。

秦艽无毒，菖蒲为使，畏牛乳，左纹者良。

秦艽长于养血，效能退热舒筋，治风先治血，血行风自灭。故疗风无问久新，入胃祛湿热，故小便利，而黄疸愈也。下部虚寒，及小便不禁，大便滑者忌用。

木通

味辛甘淡平，入心与小肠。

治五淋，宣九窍，杀三虫，利关节，通血脉，开关格，行经下乳，催生堕胎。

通草

味淡，专利小便，下乳催生。

【增补】治恶蛊之滋生，除脾胃之寒热。

木通无毒，色白而梗细者佳。

功用虽多，不出宣通气血四字。东垣云：甘淡能助西方秋气下降，专泄气滞，肺受热邪，气化之源绝，则寒水断流，宜此治之。君火为邪，宜用木通，相火为邪，宜用泽泻，利水虽同，用各有别。

木通性通利，精滑气弱，内无湿热，妊娠者均忌。

泽泻

味甘咸微寒，入肾、膀胱。

主水道不通，淋沥肿胀，能止泄精，善去胞垢。

【**增补**】风寒湿痹可愈，消渴泻痢亦良。

泽泻无毒，畏文蛤，去皮，酒润焙。

种种功能，皆由利水，何以又止泄精乎？此指湿火为殃，不为虚滑者言也。李时珍曰：八味丸用泽泻者，古人用补，必兼泻邪，邪去则补剂得力，专一于补，必至偏胜之害也。

按：泽泻善泻，古称补虚者误矣，扁鹊谓其害眼者确也。病人无湿，肾虚精滑，目虚不明，切勿轻与。

车前子

气味甘寒，入于肺、肝、小肠。

利水止泻，解热催生，益精明目，开窍通淋，用其根叶，行血多灵。

车前子无毒，酒拌蒸晒。

利水之品，乃云益精何也？男女阴中，各有二窍，一窍通精，乃命门真阳之火，一窍通水，乃膀胱湿热之水，二窍不并开，水窍开，则湿热外泄，相火当宁。精窍常闭，久久精足，精足则目明，《明医杂录》[①]云：服固精药久，服此行房即有子。

① 《明医杂录》：疑为《明医杂著》。或疑为《名医别录》。

阳气下陷，肾气虚脱，勿入车前。车前子入滋补药，酒蒸，入利水泄泻药，炒研。车前草甘寒凉血，去热通淋明目。

萹蓄

味甘平，入膀胱。

利水治癃淋，杀虫理疮疾。

【增补】蚘[①]咬腹痛可用，妇人阴蚀[②]尤良。

萹蓄无毒，治癃及疮，皆去湿热也。

按：萹蓄直逐，不能益人，不宜恒用。

灯心

淡平之味，入心、小肠。

清心必用，利水偏宜，烧灰吹喉痹，涂乳治夜啼[③]。

灯心无毒，糯米粉浆之，晒轧为末，入水淘之，浮者是灯心。中寒，小便不禁者忌之。

萆薢

气味苦平，入于胃、肝。

主风寒湿痹，腰膝作疼，既可去膀胱宿水，反能止失溺便频。

---

① 蚘：同“蛔”。是肠道寄生虫之一。

② 阴蚀：中医妇科病名，亦名阴中生疮、阴疮、阴蚀疮等。症见阴部溃烂，形成溃疡，脓血淋漓，或痛或痒，肿胀坠痛，多伴有赤白带下等。

③ 夜啼：中医儿科病证名。指婴儿初生在未满月时，日间安静，夜间时有啼哭不安，持续不停，至天明又转安静。见于《诸病源候论》卷四十七。

【增补】疗热气与恶疮，治茎痛之遗浊。

萆薢无毒，薏苡为使，畏葵根、大黄、柴胡、前胡。有黄白两种，白者良。

主用皆去风湿，补下元。杨子建曰：小便频，茎内痛[1]，必火腑热闭，水液只就小肠，火腑愈加燥竭，因强忍房事，有瘀腐壅于小肠，故痛。此与淋证不同，宜萆薢盐炒一两煎服，以葱汤洗谷道[2]即愈。肾受土邪，则水衰，肝夹相火，来复母仇，得萆薢渗湿，则土安其位，水不受侮矣。

萆薢本除风湿，如阴虚火炽，溺有余沥，及无湿而肾虚腰痛皆禁。

菝葜、土茯苓，与萆薢形虽不同，主治相仿。总之除湿祛风，分清去浊，恶疮化毒，又能补下焦，忌茗醋。

白鲜

苦寒之味，入于脾经。

主筋挛死肌，化湿热毒疮。

【增补】风痹要药，利窍称良，治黄疸咳逆淋沥，愈女子阴中肿痛。

白鲜无毒，恶桔梗、茯苓、萆薢，四川产者良。地之湿气盛，则害人皮肉筋脉，白鲜皮善除湿热，故疗死肌筋挛，毒疮。

下部虚寒之人，虽有湿热之证，弗敢饵[3]也。

---

① 茎内痛：指中医内科淋证，表现为尿急、尿频、尿痛。

② 谷道：即肛门。见于《备急千金要方》卷二十三。

③ 饵：本义为糕饼。用作动词，表示吃。

金银花

味甘平，入于脾。

解热消痈，止痢宽膨。

【增补】养血治渴，补虚疗风。除热而肠澼血痢可瘳，解毒则杨梅恶疮尤要。

金银花无毒，应春气以生，性极中和，故无禁忌。今人但入疮科[1]，忘其治痢与胀，何金银花之蹇[2]于遇乎？

其藤叶，名忍冬，但气虚食少，脓清便泄者勿用。

甘菊花

味甘微寒，入于肺、肾。

主胸中热，去头面风，死肌湿痹，目泪头疼。

甘菊花无毒，枸杞、桑白皮为使，去皮蒂，杭产者良。

独受金精，善制风木，高巅之上，唯风可到，故主用多在上部。目者，肝之窍也。泪者，肝之热也，宜其瘳矣。

升麻

味甘苦平，入肺、胃、脾、大肠。

解百毒，杀精鬼，辟疫瘴，止喉疼，头痛齿痛，口疮瘢疹。散阳明风邪，升胃中清气。

---

① 疮科：即外科的别称。古代外科以疮疡最为常见，故又称疡科。

② 蹇：本义为跛脚。引申指傲慢；艰难，困苦；迟钝。

【**增补**】蛊毒[1]能吐，腹痛亦除。

升麻无毒，青色者佳，忌火。

禀极清之气，升于九天，得阳气之全者也，故杀鬼辟邪。头，喉、口、齿皆在高巅之上，风邪瘢疹，皆在清阳之分，总获其升清之益。凡气虚下陷，如泻痢、崩淋、脱肛、遗浊[2]，须其升提。虚人之气，升少降多。内经曰：阴精所奉其人寿，阳精所降其人夭。东垣取入补中汤，独窥其微矣。

按：升麻属阴性升，凡吐血鼻衄，咳嗽多痰，阴虚火动，气逆呕吐，怔忡，癫狂，切勿投也。

柴胡

味苦微寒，入于肝、胆。

主伤寒疟疾，寒热往来，呕吐胁痛，口苦耳聋，痰实结胸，饮食积聚，心中烦热，热入血室，目赤头痛，湿痹水胀。银州[3]产者，治肝劳骨蒸，五疳羸热。

柴胡无毒，恶皂荚，畏藜芦，忌见火，产江南古城者佳。外感生用，内伤升气酒炒用根，治中及下降用梢。有汗咳者，蜜水拌炒。

禀初春微寒之气，春气生而升，为少阳胆经表药，胆为清净之府，其经在半表半里，不可汗，不可吐，不可下，法当和解，小柴胡汤是也。邪结则有烦热积聚等证，邪散则自解矣。肝为春令，至

① 蛊毒：中医病证名。其症状复杂，变化不一，病情一般较重。可见于恙虫病、急慢性血吸虫病、重症肝炎、肝硬化、重症菌痢、阿米巴痢疾等病。

② 遗浊：指遗精和白浊。

③ 银州：古代地名。南北朝北周保定三年（563）设置，即今陕西横山、米脂、佳县以北地域。

于升阳，故阳气下陷者不可缺。主治多端，不越乎肝胆之咎。去水胀湿痹者，冈能胜湿也。治劳与疳证，乃银州柴胡，别有一种。

按：柴胡少阳经，半表半里之药，病在太阳者，服之太早，则引贼入门。病在太阴经者，复用柴胡，则重伤其表。世俗不知柴胡之用，每遇伤寒，传经未明，以柴胡汤为不汗、不吐、不下可以藏拙，辄混用之，杀命不可胜数矣。劳证唯在肝经者用之，若气虚者，不过些小[①]助参芪，非用柴胡退热也。若遇痨证，便用柴胡，不死安待？唯此一味，贻祸极多，特表而出之。

前胡

味苦微寒，入肺、脾、大肠。

散结而消痰定喘，下气以消食安胎。

【增补】辛解风寒，甘理胸腹，苦泄厥阴之热，寒散太阳之邪。

前胡无毒，半夏为使，恶皂荚，畏藜芦，冬月采者良。

时珍曰：前胡主降，与柴胡上升者不同，气降则痰亦降矣，安胎化食，无非下气之力也。前胡去风痰，与半夏去湿痰、贝母治燥痰者各别也。

按：前胡治气实风痰，凡阴虚火动之痰，及不因外感而有痰者，法当禁之。

独活

味苦甘平，入小肠、膀胱、肝、肾。

风寒湿痹，筋骨挛痛，头旋掉眩，颈项难伸。

---

① 些小：稍许，略微。

【增补】风热齿痛称良，奔豚疝瘕并治。

独活无毒，形虚大有白如鬼眼，节疏色黄者，为独活。色紫节密，气猛烈者，为羌活，并出蜀汉[①]。

本入于足太阳表里引经，又入足少阴厥阴，小无不入，大无不通，故既散八风之邪，兼利百节之痛。时珍曰：独活，羌活，乃一类二种，中国者为独活，色黄气细，可理伏风。西羌者，为羌活，色紫气雄，可理游风[②]。

按：独活，羌活，皆主风疾，若血虚头痛，及遍身肢节痛，误用风药，反致增剧。

细辛

辛温之味，入心小肠。

风寒湿痹，头痛鼻塞，下气破痰，头面游风，百节拘挛，齿痛目泪。

细辛无毒，恶黄芪、山茱萸，畏滑石，反藜芦，北产者细而香，南产者大而不香。

味辛性温，禀升阳之气，而为风剂，辛者开窍，故主疗如上。单服末至一钱，令人闷绝，辛药不可多用也。

按：细辛燥烈，凡血虚内热因成头痛咳嗽者，咸戒之。

茺蔚子

味辛微寒，入厥阴肝。

---

① 蜀汉：三国之一，刘备所建，即今四川东部和云南、贵州北部以及陕西汉中一带。

② 游风：中医病证名。指内外障之有头痛但无定处者。出自王肯堂《证治准绳》。

明目益精，行血除水，叶名益母，功用相当，补而能行，辛而能润，为胎产要药。

茺蔚子无毒，忌铁。

按：子与叶皆善行走，凡崩漏及瞳神散大者，禁用。

防风

味苦辛温，入肺、小肠、膀胱。

大风恶风，风邪周痹，头面游风，眼赤多泪。

【增补】经络留湿，脊痛项强。

防风无毒，畏萆薢，恶干姜、芫花，杀附子毒，色白而润者佳。

能防御外风，故名防风，乃风药中润剂也，卑贱之卒，随所引而至，疮科多用之，为其风湿交攻耳。

防风泻肺实，肺虚有汗者，勿用。若血虚痉急头痛，不因寒湿泄泻，火升作嗽，阴虚盗汗，阳虚自汗者，禁用。

荆芥

辛温之味，入厥阴肝。

主瘰疬结聚，瘀血湿瘟，散风热，清头目，利咽喉，消疮毒。

【增补】能发汗而愈痉，去寒热于少阳。

荆芥无毒，反驴肉，忌无鳞鱼、河豚、蟹、黄鲿鱼[①]，连穗用。穗在巅，故善升发，炒黑用。

① 黄鲿鱼：即黄颡鱼的别名。鲿，音cháng。《食疗本草》：利小便，消水肿，敷瘰疬。

长于治风，又兼治血何也？为其入风木之脏，即是血海，故并主之。今人但遇风证，概用荆防，此流气饮[①]之相沿耳。不知风在皮里膜外者宜之，非若防风入人骨肉也。

紫苏

辛温之味，入太阴肺。

温中达表，解散风寒，梗能下气安胎，子可消痰定喘。

【增补】消饮食而辟口臭，去邪毒而解恶氛。

紫苏无毒，宜橘皮，忌鲤鱼，气香者良。

俗喜其芳香，旦暮恣食，不知泄真元之气。古称芳草致豪贵之疾，紫苏有焉。

按：气虚表虚者禁用叶，滑肠气虚者禁用子，慎之。

苏子开郁降气，力倍苏叶，润心肺，止喘咳，肠滑气虚者禁之，炒研。苏梗功力稍缓，夹虚者宜之。

薄荷

辛凉之味，入太阴肺。

去风热，通关节，清头目，定霍乱，消食下气，猫咬蛇伤。伤寒舌胎[②]，和蜜擦之。

薄荷无毒，产苏州者良。

发汗解表，故去风清热，利于头面。辛香开气，胀满霍乱食

① 流气饮：芍药、茯苓、防风、甘草、柴胡、羌活、独活、川芎、青皮、紫苏、荆芥、麦冬、连翘、石膏。出自《异授眼科》，主治头风引邪，不能四散，攻入于目，目有障膜，形如垂帘者。

② 胎：本义为怀孕三月。也指舌上的垢腻，同“苔”。

滞者，并主之。薄荷辛香伐气，多服损肺伤心。

干葛

干葛甘平之味，入于胃经。

主消渴大热，呕吐头痛。生用能堕胎，蒸熟化酒毒，止血痢，散郁火。

【增补】起阴气，散诸痹，鼓胃气以上行，开腠理而发汗。

干葛无毒，生葛汁大寒，解温病大热，吐衄诸血。

迹其治验，皆在阳明一经，止痢者升举之功；散郁者，火郁则发之义也。仲景治太阳阳明合病，桂枝加麻黄、葛根，又有葛根黄芩黄连解肌汤，用以断太阳入阳明之路，非即太阳药也。头痛乃阳明中风，宜葛根葱白汤，若太阳初病，未入阳明而头痛者，不可便服以发之，是引贼入家也。东垣曰：葛根鼓舞胃气上行，治虚泻之圣药。风药多燥，葛根独止渴者，以其升胃家下陷，上输肺金，以生水耳。上盛下虚之人，虽有脾胃病，亦不宜服。

麻黄

苦温之味，入心、肺、膀胱、大肠。

专司冬令寒邪，头疼身热脊强，去营中寒气，泄卫中风热。

【增补】太阳伤寒为要药，发表出汗有殊功。

麻黄无毒，厚朴为使，恶辛夷、石韦，去根节，水煮去沫，发汗用茎，止汗用根节。

轻可去实，为发散第一药，唯在冬月在表真有寒邪者宜之。或非冬月，或无寒邪，或寒邪在里，或伤风等证，虽发热恶寒，不头疼身疼而拘急，六脉不浮紧者，皆不可用；虽可汗之症，亦不宜多服。汗为心液，若不可汗而汗，与可汗而过汗，则心血为之动矣。或亡阳，或血溢而成大患，可不慎哉！

按：麻黄乃太阳经药，兼入肺经，肺主皮毛，葛根乃阳明经药，兼入脾经，脾主肌肉，发散虽同，所入迥异。

白芷

辛温之味，入于肺、胃、大肠。

头风目泪，齿痛眉疼，肌肤瘙痒，呕吐不宁，女人赤白带下，疮家止痛排脓。

【增补】阴肿消，血闭愈。

白芷无毒，当归为使，恶旋覆花，微焙。色白气香者佳，名官白芷，不香者名水白芷，不堪用。

色白味辛，行手阳明庚金，性温气厚，行足阳明戊土，芳香上达，入手太阴辛金，肺者，庚之弟，戊之子也，故主治不离三经。

白芷燥能耗血，散能损气，有虚火者勿用，痈疽已溃，宜渐减去。

藁本

味辛温，入膀胱。

风家巅顶作痛，女人阴肿疝疼。

【增补】脊强而厥可疗，胃风泄泻亦治。

藁本无毒，恶藘茹。

辛温纯阳，独入太阳，理风寒，疝瘕阴痛，皆太阳经寒湿为邪。

头痛夹内热者，及伤寒发于春夏，阳证头痛，不宜进也。

天麻

气味辛平，入厥阴肝。

风虚眩晕，麻痹不仁，语言謇涩，腰膝软疼，杀精魅蛊毒，理惊气风痫。

天麻无毒，酒浸，煨熟焙干，明亮坚实者佳。

肝为风木之脏，藏血主筋，独入肝经，故主治如上。

按：天麻虽不甚燥，毕竟风剂助火，若血虚无风者，不可妄投。

香薷

气味辛温，入于肺胃。

主霍乱水肿，理暑气腹疼。

【增补】性宣通而利湿，散蒸热于皮肤。

香薷无毒，忌见火，陈者良，宜冷服。治乘凉饮冷，阳气为阴邪所遏，以致头疼烦热，烦躁口渴，吐泻霍乱宜用之，以发越阳气，散水和脾则愈。若劳役受热，反用香薷，是重虚表，而又济之以温，则大误矣。

按：香薷为夏月解表之剂，无表邪者忌之，喘症并戒之。

黄连

气味苦寒，入少阴心。

泻心除痞满，明目理疮疡，痢疾腹痛，心痛惊烦，杀虫安蚘，利水厚肠。

黄连无毒，龙骨、连翘为使。恶菊花、玄参、芫花、白鲜皮、白僵蚕。畏款冬、牛膝。解巴豆、附子毒。忌猪肉、姜汁。黄连种类甚多，雅州[①]连，细长弯曲，微花无毛，有硬刺焉。湘连色黑细毛如绣花针头，硬刺形如鸡爪，此二种最佳。

禀天地清寒之气，直泻丙丁，痞满，目疾，疮疡，惊痫，南方亢上之象，泄痢蚘虫，湿热之愆，苦以燥之，寒以清之，固宜痊也。韩懋曰：黄连与官桂同行，能使心肾交于顷刻。时珍曰：香连丸用黄连、木香，水火散用黄连、干姜；左金丸用黄连、吴茱萸；姜黄散用黄连、生姜；口疮方用黄连、细辛；皆一冷一热，寒因热用，热因寒用，阴阳相济，最得制方之妙。

按：《素问》曰：五味入胃，各归所喜攻，久而增气，物化之常，气增而久，夭之由也。王冰注云：增味益气，如久服黄连反热，从火化也。盖大苦大寒，行隆冬肃杀之令，譬如皋陶[②]，明刑执法，是其职也。稷契夔龙[③]之事，非其任矣，故第可荡邪涤热，焉能济弱扶虚。如脾虚血少，以致惊烦，痘疮气虚作泻，行浆后泄泻，肾虚人五更泄泻，阴虚烦热，脾虚泄泻，法咸禁之。

胡黄连

气味苦寒，入于肝胆。

主虚家骨蒸久痢，医小儿疳积惊痫。

---

① 雅州：隋仁寿四年（604）设置，治所在蒙山县（今四川雅安市西）。

② 皋陶：传说虞舜时的司法官，被史学界和司法界公认为中国司法鼻祖。

③ 稷契夔龙：均为舜的臣子。稷主管农事，契掌管教化，夔为乐官，龙司纳言。《书经·舜典》："汝后稷，播时百谷。"《书经·舜典》："契，……汝作司徒。"《书经·舜典》："夔，命汝典乐，教胄子。"《书经·舜典》："龙，……命汝作纳言，夙夜出纳朕命。"

胡黄连无毒，恶菊花、玄参，忌猪肉，折之尘出如烟者真，出波斯[①]国，秦陇南海亦有之。

清肝胆之热，与黄连略似，但产于胡[②]地者也。

按：胡黄连大苦大寒，脾虚血弱之人，虽见如上诸证，亦勿轻投，必不得已，须与补剂同施。

黄芩

味苦性寒，入肺、大肠。

中枯而大者，清肺部而止嗽化痰，并理目赤疔痈；坚实而细者，泻大肠而除湿治痢，兼可安胎利水。

【增补】黄疸与血闭均宜，疽蚀暨火疡莫缺。

黄芩无毒，山茱萸、龙骨为使，畏丹砂、牡丹、藜芦，酒浸蒸热曝之。中虚者名枯芩，即片芩，内实者名条芩，即子芩。

苦能燥湿，苦能泄热，苦能下气，故治疗如上。轻飘者上行，坚守者下降，不可不别也。杨仁斋[③]谓柴胡退热，不及黄芩，不知柴胡苦以发之，散火之标，黄芩寒以胜热，折火之本。然苦寒伤胃，证夹虚寒者，均宜戒之，女人虚胎，亦不宜用。

龙胆草

味苦涩，入肝胆。

主肝胆热邪，清下焦湿火，肠中小虫痈肿，婴儿客忤惊痫。

---

① 波斯：即伊朗的古名。

② 胡：泛称古代西北地区的少数民族。

③ 杨仁斋：即杨士瀛，字登父，号仁斋，三山（今福建省福州市）人，宋代名医，著有《仁斋直指方论》。

龙胆草无毒，恶地黄，酒浸炒，甘草水浸一宿，曝。赤小豆、贯众为使。

禀纯阴之气，但以荡涤肝胆之热为职。

按：龙胆草大苦大寒，譬之严冬，黯淡惨肃，冰凌盈谷，万卉凋残，人身之中，讵可令此气常行乎？先哲谓苦寒伐标，宜暂不宜久，如圣世不废刑罚，所以佐德意之穷，非气壮实热之证，率尔轻投，其败必矣。

何首乌

味苦涩，入肾、肝。

补真阴而理虚痨，益精髓而能续嗣，强筋壮骨，黑发悦颜，消诸种痈疮，疗阴伤久疟，治崩中带下，调产后胎前。

何首乌无毒，茯苓为使，忌猪血。恶鳞鱼、萝卜、葱蒜、铁器。选大者赤白合用，泔浸黑豆拌，九蒸九晒。

昔有老叟何姓者，见有藤夜交，掘而服之，须发尽黑，故名何首乌。后因阳事[①]大举，屡生男子，改名能嗣[②]。由是则滋阴种嗣，信不诬矣。补阴而不滞不寒，强阳而不燥不热，禀中和之性，而得大地之纯气者欤！

何首乌与白萝卜同食，能令须发早白，犯铁器损人，谨之。

桔梗

味苦辛平，入太阴肺。

---

① 阳事：指阴茎。

② 嗣：本义为（在祖庙中）举行仪式册封继承人继承君位，即继承人、后代。此指生育能力得到恢复。

清肺热以除痈痿，通鼻塞而利咽喉，排脓行血，下气消痰，定痢疾腹痛、止胸胁烦疼。

桔梗无毒，畏白及、龙胆草。泔浸去芦微焙。

桔梗为舟楫之剂，引诸药上至高之分以成功，肺经要药也。风证郁证肺证皆不可缺。

桔梗功著于华盖之藏，攻、补、下焦药中，不可入也。

藿香

味辛微温，入于脾、肺。

温中开胃，行气止呕。

【增补】霍乱吐泻必需，心腹绞痛宜用。

藿香无毒，出交广，方茎有节，古唯用叶，今枝梗亦用，因叶多伪也。

禀清和芳烈之气，为脾肺达气要药。

按:《楞严经》谓之兜娄婆香，取其芳气。今市中售者，不甚芳香，或非其种。若阴虚火旺，胃热作呕，法当戒用。

香附

味苦微温，入于肺、肝。

开郁化气，发表消痰，腹痛胸热，胎产神良。

【增补】疗痈疽疮疡，除痞满腹胀。

香附无毒，童便浸，晒、焙。盐水浸炒则入血分；青盐炒则入肾；酒浸炒则行经络；醋浸炒则消积聚，且敛其散；蜜水炒制其燥性；姜汁炒则化痰饮；炒黑则能活血。忌铁。香附性燥而苦，独用久用，反能耗血。惧其燥，蜜水炒；惧其散，醋炒之。

禀天地温燥之气，入人身金木之宫，血中之气药也。

按：韩飞霞[1]称香附于气分为君药，统领诸药，随用得宜，乃气病之总司，女科之主帅也。性燥而苦，独用久用，反能耗血。如上所述之功，皆取其治标，非治本也。惧燥，蜜水炒，惧散，醋炒之。

白豆蔻

气味辛温，入于肺、肾。

温中除吐逆，开胃消饮食，疟症宜投，目翳莫缺。

白豆蔻无毒，去衣微焙，研细，番舶者良。

感秋燥之令，得乎地之火金，味辛气温，为宽中去滞之需，翳膜遮睛，亦滞气也。

豆蔻辛温，火升作呕，因热腹痛者忌。

草豆蔻

气味辛温，入肺、脾、胃。

散寒止心腹之痛，下气驱逆满之疴，开胃而利霍乱吐泻，攻坚而破噎膈癥瘕。

草豆蔻无毒，去膜微妙，闽产者名草蔻，形如龙眼而微长。

辛能破滞，香能达脾，温能散寒。唯草豆蔻辛燥，犯血，阴不足者远之。

---

① 韩飞霞：即韩懋（mào），字天爵，号飞霞道人，四川泸州人，明代著名医家，著有《韩氏医通》。

草果

气味辛温，入阳明胃。

破瘴疠之疟，消痰食之愆。

草果无毒，滇[1]、广所产。面裹煨熟，取仁用，忌铁。

气猛而浊，如仲由未见孔子时[2]气象。疟不由于岚瘴，气不实，邪不盛者，并忌。

肉豆蔻

气味辛温，入胃、大肠。

温中消食，止泻止痢，心疼腹痛，辟鬼杀虫。

【**增补**】能逐冷而去痰，治小儿之吐逆。

肉豆蔻无毒，面裹煨透，去油，忌铁。出岭南[3]似草蔻，外有皱纹，内有斑纹。

丹溪云：属金与土。日华[4]称：甚下气。以脾得补而善运，气自下也，非若陈皮、香附之泄耳！

按：肉豆蔻性温，病有火者，泻痢初起皆忌。

---

① 滇：云南简称。

② 仲由未见孔子时：出自宋代释居简《书米元晖写苏黄秦赠元章诗卷后》：新生之犊未易控，仲由未见孔子时。仲由，字子路，孔子弟子。

③ 岭南：亦谓岭外、岭表。指五岭以南地区，包括今广东、广西、海南三省区及越南北部地区。

④ 日华：即《日华子本草》的简称。

缩砂仁

味辛性温，入脾、肺、胃、大肠、小肠、肾。

下气而止咳嗽奔豚[①]，化食而理心疼呕吐，霍乱与泻痢均资，鬼疰与安胎并效。

【增补】复调中而快气，尤和胃而醒脾。

缩砂仁无毒，出岭南，炒去衣。

芳香归脾，辛能润肾，开脾胃要药，和中气正品。若肾虚气不归元，非此向导不济。鬼畏芳香，胎喜疏利，故主之。

砂仁性燥，血虚火炎者，不可过用，胎妇食之太多，耗气必致产难。

延胡索

气味辛温，入于肺、肝。

破血下气，止腹痛心疼，调经利产，主血晕崩淋。

【增补】除风痹，通小便。

延胡索无毒，酒炒，生用破血，炒用调血。

行血中气滞，气中血滞，理通身诸痛，疗疝舒筋，乃活血化气之神药也。

玄胡索走而不守，唯有瘀滞者宜之，若经事先期，虚而崩漏，

---

① 奔豚：豚，即小猪。奔豚或由肾脏寒气上冲，或因肝脏气火上逆，出现发作性下腹气上冲胸，直达咽喉，腹部绞痛，胸闷气急，头昏目眩，心悸易惊，烦躁不安，发作过后如常，有的夹杂寒热往来或吐脓症状。因其发作时胸腹如有小豚奔闯，故名。类似于西医学胃肠神经官能症（肠道积气和蠕动亢进或痉挛状态）及冠心病、心血管神经官能症等。

产后血虚而晕，万不可服。

姜黄

味苦辛温，入于肝脾。

破血下气，散肿消痈。

【**增补**】除风可也，气胀宜之。

姜黄无毒，出川广[①]。

辛散苦泄，故专功于破血，下气。其旁及者耳。别有一种片姜黄，止臂痛有效。唯血虚者服之，病反增剧。

郁金

味辛苦寒，入肺、肝、胃。

血积气壅，真称仙剂；生肌定痛，的[②]是神丹。

【**增补**】定癫狂，凉心热，疗男子尿血诸症，治妇人经脉逆行。

郁金无毒，出川广，体锐圆如蝉肚，外黄内赤，微香、苦中带甘者真。

能开肺金之郁，故名郁金，物罕值高，肆中多伪，折之光明脆彻，必苦中带甘味者乃真。

按：郁金本入血分之气药，其治吐血者，为血之上行，皆属火炎，此能降气，气降则火降。而性又入血，故能导血归经。如真阴虚极，火亢吐血，不关肝肺气逆，不宜用也，用亦无功。

---

① 川广：指四川、广东、广西地域。

② 的：本义为鲜明，明亮。用作副词，引申表示确认，相当于确实、实在。

蓬莪术

蓬莪术味甘辛温，入厥阴肝。

积聚作痛，中恶鬼疰，妇人血气，丈夫奔豚。

蓬莪术无毒，酒炒，根如生姜，灰水煨透，乘热捣之，入气分。醋磨、酒磨，或煮熟，入血分。

气不调和，脏腑壅滞，阴阳垂[①]隔，鬼疠凭之。莪术利气达窍，则邪无所容矣。

按：蓬莪术诚为磨积之药，但虚人得之，积不去而真已竭，重可虞也。或与健脾补元之药同用，乃无损耳。

京三棱

京三棱苦平之味，入厥阴肝。

下血积有神，化坚癖[②]为水。

【增补】消肿止痛，通乳堕胎。

京三棱无毒，醋炒，色黄体重若鲫鱼而小者良，或面裹煨。

昔有患癖死者，遗言开腹取视，得癥块坚如石，纹理五色，人谓异物，窃作刀柄，后以刀割三棱，柄消成水，故治癖多用焉。

按：洁古谓三棱泻真气，虚者勿用。东垣五积诸方，皆有人参赞助，如专用克削，脾胃愈虚，不能运行，积安得去乎？

---

① 垂：本义为国境边远地区，边疆，边际。引申指接近、将及。

② 癖：本义为一种腹疾，即潜匿在两胁间的积块。

款冬花

味辛性温，入厥阴肝。

化痰则喘嗽无忧，清肺则痈痿有赖。

【**增补**】喉痹亦治，惊痫能除。

款冬花无毒，杏仁为使，恶玄参，畏贝母、辛夷、麻黄、黄芪、连翘、甘草、黄芩。蜜水炒，微见花未舒者良，生河北关中，世多以枇杷蕊伪之。

雪积冰坚，款花偏艳，想见其纯阳之禀，故其主用皆辛温开豁也，却不助火，可以久任。

茅根

味甘性寒，入太阴肺。

凉金定喘，治吐衄并血瘀，利水通淋，祛黄疸及痈肿。茅针：溃痈。茅花：止血。

茅根无毒。甘寒可除内热，性又入血消瘀，且下达州都，引热下降，故吐血衄血者，急需之。针能溃痈，每食一针，即有一孔，二针二孔，大奇。唯吐血有因于寒，有因于虚者，非所宜也。

白前

味甘性平，入太阴肺。

疗喉间喘呼欲绝，宽胸中气满难舒。

【**增补**】能止嗽而化痰，亦泻肺而降气。

白前无毒，甘草汤泡，去须，焙，似牛膝脆而易断者，白前也，能弯而不断者，白薇也。

感秋之气，得土之味，清肺有神，喉中水鸡声音，服之立愈。

白前性无补益，肺实邪壅者宜之，否则忌也。

淡竹叶

味淡性寒，入于小肠。

专通小便，兼解心烦。

淡竹叶无毒，春生苗高数寸，细茎绿叶，俨如竹，结小长穗。

淡味五脏无归，但入太阳，利小便，小便利则心火因之而清也。

淡竹叶，有走无守，不能益人，孕妇禁服。

冬葵子

味甘微寒，入于膀胱。

能催生通乳，疏便闭诸淋。

【增补】脏腑之寒热可解，营卫与关格胥[①]通。

冬葵子无毒。蜀葵花，赤者，治赤带，白者治白带，赤者治血燥，白者治气燥。

气味俱薄，淡滑为阳，故能利窍。

按：无故服冬葵，必有损真之害。

萱花

味甘性平，入于心经。

---

① 胥：本义为蟹酱。表示范围相当于都、全。

长于利水快膈，令人欢乐忘忧。

【增补】清小便而赤涩无虞，利湿热而酒疸亦治。

萱花无毒，根治浊淋，下水气，治酒疸。

萱，古作谖，诗云：焉得谖草，即此种也。谖，忘也，欲树之以忘忧也，娠妇佩之生男，又名宜男。

地榆

味苦性寒，入厥阴肝。

止血痢肠风，除带下五漏。

【增补】祛恶肉，疗金疮，止吐衄而愈崩中[①]，入下焦而清血热。

地榆无毒，恶麦门冬，得发良。

味苦而厚，沉而降，善主下焦血证，兼去湿热。

地榆寒而下行，凡虚寒作泻，气虚下陷而崩带者，法并禁之。

沙苑蒺藜

味苦辛温，入少阴肾。

补肾强阴，益精明目，泄精虚劳称要药，腰痛带下有奇功。

沙苑蒺藜无毒。《本草逢原》[②]：产沙苑者色微黑而形似羊肾；若色微绿，虽产秦中，非沙苑也。酒蒸捣用。药肆中以一种野田开红花之土蒺藜伪充，咬之亦有生豆气，但缺处有尖钩稍异耳。发明云：沙苑蒺藜，产于潼关[③]。《本草从新》云：出潼关，状如肾

① 崩中：妇科病名。即非月经期阴道突然大量出血。

② 《本草逢原》：为清代名医张璐所著《本经逢原》之误。

③ 潼关：古代地名，东汉建安设置，即今陕西省潼关县东北。

子，带绿色，炒用。

沙苑性能固精，若阳道数举[①]，媾精难出者不可服，肾与膀胱偏热者，亦禁用，以其性温助火也。

刺蒺藜

辛苦而温，入肝与肺。

散肝风，泻肺气，胜湿破血，催生堕胎。能愈乳难[②]喉痹，何虑癥瘕积聚。

刺蒺藜无毒，产同州[③]府，去刺，酒拌蒸。

按：季氏原本，蒺藜补肾止遗，消风胜湿，产沙苑者，强阴益精云云，参考之余，似未详备，今考据群书，则此种蒺藜之功用，分别补出焉。

半夏

辛温之味，入心、脾、胃。

消痰燥湿，开胃健脾，咳逆呕吐，头眩昏迷，痰厥头痛，心下满坚。消痈可也，堕胎有焉！

【增补】伤寒伤热，痰疟不眠，下气称要，止汗宜先。

半夏有毒，柴胡为使，恶皂荚，畏雄黄、姜、鳖甲，反乌头，忌羊血、海藻、饴糖。水浸五日，每日换水，去涎；姜、矾同煮，

① 阳道数举：指阴茎异常勃起。阳道即阴茎。

② 乳难：多指乳汁分泌不足或乳汁不下。古代也指难产。

③ 同州：西魏废帝三年（554）改华州设置，治所在武乡县（今陕西大荔县）。清雍正十三年（1735）升为同州府，即当今陕西韩城市以南，白水、蒲城二县以东，华县、华阴市以北地域；1913年废。

汁干为度，圆白而大，陈久者良。

汪机曰：脾胃湿热，涎化为痰，此非半夏，曷可治乎？若以贝母伐之，翘首待毙。时珍曰：脾无湿不生痰，故脾为生痰之源，肺为贮痰之器。半夏治痰，为其体滑辛温也，涎滑能润，辛温能散亦能润，故行湿而通大便，利窍而泄小便，所谓辛走气，能化液，辛以润之是也。丹溪谓半夏能使大便润，而小便长。成无己谓半夏行水气，而润肾燥。《局方》半硫丸，治老人虚秘，皆取其滑润也。俗以半夏为燥，不知湿去则土燥，痰涎不生，非其性燥也，但恐非湿热之邪而用之，是重竭其津液，诚非所宜。

按：半夏主治最多，莫非脾湿之证，苟无湿者，均在禁例。古人半夏有三禁，谓血家、渴家、汗家也。若无脾湿，且有肺燥，误服半夏，悔不可追，责在司命，谨请戒诸！

南星

味苦辛温，入于肝脾。

风痰麻痹堪医，破血行胎可虑。

【**增补**】惊痫风眩，下气胜湿投之当；寒痰结气，伏梁积聚无不宜。

南星有毒，畏附子、干姜、生姜，冬月入牛胆中，悬风处，年久者弥佳。

南星入肝，去风痰，性热而燥，得牛胆则燥气减，得火炮则烈性缓。

南星治风痰，半夏治湿痰，功用虽类而实殊也，非西北人，真中风者勿服。

附子

味辛甘热，入于脾、肾。

补元阳，益气力，堕胎孕，坚筋骨，心腹冷疼，寒湿痿躄，足膝瘫软，坚瘕癥癖。

【增补】伤寒戴阳，风寒咳逆，行十二经，痛冷尤益。

附子有毒，畏防风、黑豆、甘草、黄芪、人参、童便、犀角。重一两以上，矮而孔节稀者佳。童便浸一日去皮，切作四片，童便及浓甘草汤同煮，汁尽为度，烘干。陕西出者名西附，四川出者名川附，川产为胜，以皮黑体圆底平八角顶大者佳。炒黄晒干，放泥地上，出火毒。发散生用，峻补熟用。

主治繁众，皆由风寒湿三气所致，邪客上焦，咳逆心痛；邪客中焦，腹痛积聚，邪客下焦，腰膝脚痛，附子热而善走，诸症自瘥也。洁古曰：益火之源，以消阴翳，则便溺有节。丹溪云：气虚热甚，稍加附子，以行参芪之功，肥人多湿，亦用之。虞抟①曰：禀雄壮之质，有斩关之能，引补气药以追散失之元阳；引补血药以养不足之真阴；引发散药以驱在表风邪；引温暖药以除在里寒湿。吴绶曰：伤寒传变三阴，以及中寒夹阴，身虽大热，而脉沉者必用之，厥冷腹痛，脉沉而细，唇青囊缩②者急用之。近世往往不敢用，直至阴极阳竭，而后议用晚矣。

附子退阴益阳，祛寒湿之要药也，若非阴寒、寒湿、阳虚气弱之病，而误用于阴虚内热，祸不旋踵③。

---

① 虞抟：字天民，自号花溪恒德老人，明代著名医家，浙江义乌人。著有《医学正传》。

② 囊缩：中医病证名，又称卵缩。指阴囊与睾丸上缩。出《素问·热论》。

③ 祸不旋踵：比喻误用附子危害（不良反应）可迅速出现。

乌头大燥去风，功同附子而稍缓，附子性重峻，回阳逐寒。乌头性轻疏，温脾。逐风寒疾宜附子，风疾宜乌头，即附子之母。有谓春采为乌头，冬采为附子者非也。乌附尖宣吐风痰，取其锐气直进病所。

天雄

气味辛热，入少阴肾。

除寒湿痿躄，强阳壮筋骨。

【**增补**】破积除邪气，风家之主药。

天雄有毒，远志为使，恶干姜，制同附子，性大热，宜干姜制之。

乌头、天雄皆补下焦阳虚，若是上焦阳虚，即属心肺，当用参芪，不当用天雄、乌附。天雄之尖皆向下，其脐乃向上生苗之处。寇氏[①]谓其不肯就下。洁古谓补上焦阳虚。俱误认尖为向上耳。丹溪以为下部之佐者，庶几得之。阴虚者禁同附子。

白附子

辛温之味，入阳明胃。

中风失音，消痰去湿。

【**增补**】面上百病咸宜，冷气诸风尤急。

白附子有毒，根为草乌之小者，皱纹有节，泡去皮脐。

白附子引药上行，与黑附子非一类也。

---

① 寇氏：即寇宗奭，宋代药物学家，澧洲人。著有《本草衍义》。

白附子燥药也，似中风证，虽有痰亦禁用，小儿慢惊勿用。

蚤休

苦寒之味，入厥阴肝。

专理痈毒，兼疗惊痫。

【**增补**】治弄舌[①]与摇头，除虫蛇之毒螫。

蚤休有毒，一名重楼。

金线歌云：七叶一枝花，深山是我家，痈疽如遇此，一似手拈拿。

蚤休中病即止，不宜多用。

大黄

气味苦寒，入于脾、胃、肝、大肠。

瘀血积聚，留饮宿食，痰实结热，水肿痢疾。

【**增补**】荡肠涤胃，推陈致新，腹痛里急，发热谵语。

大黄有毒，黄芩为使，无所畏，绵纹者佳。有酒浸酒蒸之不同，生用更峻，川产者佳。

大黄乃血分之药也，若在气分，是谓诛伐无过矣。仲景泻心汤，治心气不足而吐衄者，乃心气不足，而包络肝脾与胃有邪火者，用大黄黄连泻心汤，亦泻脾胃湿热，非泻心也。病发于阴，而下之则痞满，乃寒伤营血，邪气乘虚结于上焦，胃之上脱在于心，故曰泻心，实泻脾也。病发于阳，而反下之则结胸，乃热邪

① 弄舌：儿科病名。指小儿舌伸出即收，左右吐弄。或伴有口舌生疮，大便秘结，或便下臭秽，舌质红，苔黄燥，脉弦数或洪数。

陷入血分，亦在上脘，大陷胸汤丸。皆用大黄，亦泻脾胃血分之邪也。若结胸在气分，只用小陷胸汤；病满在气分，只用半夏泻心汤。成氏[①]注释，未能分别此义。

大黄虽有拨乱反正之功，然峻利猛烈，长驱直捣，苟非血分热结，六脉沉实者，切勿轻与推荡。

商陆

味辛性平，入太阴脾。

水满蛊胀，通利二便。

【增补】敷恶疮亦堕胎孕，消痈肿而愈疝瘕。

商陆大有毒，铜刀刮去皮，水浸一宿，黑豆拌蒸。

商陆行水，有排山倒岳之势，胃弱者更禁。赤者捣烂，入麝[②]少许，贴脐即能利便消肿。肿因脾虚者多，若误用之，一时虽效，未几再作，决不可救。

芫花

味甘性温，入肺、脾、肾。

主痰癖饮澼，行蛊毒水胀。

【增补】咳逆上气宜用，疝瘕痈肿亦良。

芫花有毒，反甘草，陈久者良，好醋煮过晒干则毒减。

仲景治太阳证，表不解，心下有水气干呕，喘咳或利者，用小青龙汤。表已解，头痛出汗恶寒，心下有水气，干呕胁痛，或

① 成氏：即成无己，伤寒学派代表医家，宋金山东聊摄人。著有《注解伤寒论》《伤寒明理论》等，对后世影响巨大。

② 麝：中药麝香简称。

喘咳者，用十枣汤。盖小青龙治未解之表，使水气从毛窍出，开鬼门也。十枣汤攻里，使水气从二便出，洁净府也。夫饮有五，皆因内啜水浆，外受湿气，流于肺则为支饮，流于肝则为悬饮，流于心则为伏饮，流于肠胃则为痰饮，流于经络则为溢饮，或作肿胀，芫花、大戟、甘遂能直达水饮窠囊隐癖之处。

毒性至重，取效极捷，稍涉虚者，多致夭折。

大戟

味苦辛温，入太阴脾。

驱逐水蛊，疏通血瘀，发汗消痈，除二便闭。

大戟有毒，赤小豆为使，恶山药，畏菖蒲，反甘草，水浸软去骨用。

苦能直泄，故逐血行水，辛能横散，故发汗消痈。

大戟阴寒善走，大损真气，若非元气壮实，水湿留伏，乌敢浪施。

甘遂

味苦甘寒，入心与脾。

逐留饮水胀，攻痞热疝瘕。

【增补】治癫痫之疴，利水谷之道。

甘遂有毒，瓜蒂为使，恶远志，反甘草，面裹煨熟。

水结胸非此不除，仲景治心下留饮，与甘草同行，取其相反而立功也。凡水肿以甘遂末，涂腹绕脐，内服甘草汤，其肿便消，二物相反，而感应如神。

甘遂去水极神，损真极速，大实大水，可暂用之，否则禁之。

续随子

气味辛温，入少阴肾。

主血结月闭[①]，疗血蛊癥瘕。

【增补】利大小肠，下恶滞物，行水破血称要药，冷气胀满有殊能。

续随子有毒，去壳研细，纸包去油，一名千金子，辛温有毒之品，攻击猛挚，肿胀月闭等症，各有成病之由，当求其本，不可概施。脾虚便滑之人，服之必死。

蓖麻子

味甘性平，入肝与脾。

口眼不正，疮毒肿浮，头风脚气，瘰疬丹瘤，胞衣[②]不下，子肠[③]不收。

蓖麻子有毒，忌铁，泔浸煮之，去皮研，一说或盐水煮。

如前诸症，皆从外治，不经内服，以其长于收吸，能拔病气出外，凡服蓖麻，一生不得食豆，犯之胀死。

射干

苦平之味，入太阴肺。

清咳逆热气，润喉痹咽疼。

① 月闭：中医妇科病名，闭经别名。

② 胞衣：即胎盘别称。

③ 子肠：即子宫别称。

【增补】血散肿消，镇肝明目，祛积痰而散结气，通经闭而利大肠。

射干有毒，泔浸煮之。

泄热散结，功于上焦。

按：射干虽能泄热，不能益阴，故《别录》云：久服令人虚，虚者大戒。

常山

味辛苦寒，入厥阴肝。

疗痰饮有灵，截疟疾必效。

常山有毒，瓜蒌为使，忌葱茗，酒浸炒透。

疟疾有黄涎聚于胸中，故曰无痰不成疟也。弦脉主痰饮，故曰疟脉自弦。常山去老痰积饮，故为痰家要药，必须好酒久炒令透，不尔使人吐也。常山猛烈，施之藿食者多效，若食肉之人，稍稍夹虚，不可轻授也。

马兜铃

苦寒之味，入太阴肺。

清金有平咳之能，涤痰有定喘之效。马兜铃无毒，焙用。

脾胃虚之人，须与补药同用，恐其伤胃气与滑肠也。体性轻扬，有功于至高之脏。肺虚夹寒者，畏之如螫。根名青木香，涂诸毒热肿。

巴戟天

甘温之味，入于肾经。

安五脏以益精，强筋骨而起阳。

【增补】起五痨与七伤，能补中而益气。

巴戟天无毒，覆盆子为使，畏丹参，酒浸焙，产蜀佳。

补助元阳，则肾气滋长，诸虚自熄。阴虚相火炽者禁用。

百部

味甘微温，入太阴肺。

肺寒咳嗽，传尸骨蒸，杀蛔虫寸白，除蝇虱蛲虫注：虱，啮人虫也；蛲，腹中短虫也。

百部无毒，取肥实者，竹刀劈去心皮，酒浸焙用。

与天门冬形相类而用相仿，故名野天门冬，但天门冬治肺热，此治肺寒为别也。

按：脾胃虚人须与补药同用，恐其伤胃气，又恐其滑肠也。

旋覆花

咸甘味温，入肺、大肠。

老痰坚硬，结气留饮，风气湿痹，利肠通脉。

【增补】其甘也能补中，其降也除噫气。

旋覆花无毒，一名金佛草。

咸能软坚，故能祛老痰结积，风湿燥结之疗，温能解散，咸可润下也。

按：丹溪云，走散之药，虚者不宜多服，冷利大肠，虚寒人禁之。

红花

辛温之味，入于心、肝。

产后血晕急需，胎死腹中必用。

【**增补**】可消肿而止痛，亦活血而破瘀。

红花无毒，产西藏者良，子功与花同。

时珍曰：活血润燥，行血之要药也。

红花过用使人血行不止，人所不知。

大蓟　小蓟

甘凉之味，入于心、脾。

崩中吐衄，瘀血停留。

【**增补**】大蓟之长，兼消痈毒。

大蓟、小蓟无毒。皆用根。

按：二蓟破血之外无他长，不能益人。

夏枯草

味苦辛寒，入厥阴肝。

瘰疬鼠瘘，目痛羞明。

【**增补**】疗乳痈而消乳岩，清肝火而散结气。

夏枯草无毒，土瓜为使。

辛能散结，苦能泄热，独走厥阴，明目治疬。夏枯草久用亦伤胃气。

胡芦巴

苦热之味，入肾、膀胱。

元脏虚寒，膀胱疝气。

【增补】丹田可暖，脚气亦祛。

胡芦巴无毒，或蒸或炒，出岭南，番[1]舶者佳。

寒湿成疝，肝疾也，元脏暖，则筋自和。而疗疝气者，此肾肝同治，乙癸同源之理也。

相火炽盛，阴血亏少者，禁之。

牛蒡子

辛平之味，入太阴肺。

宣肺气，理痘疹，清咽喉，散痈肿。

【增补】有泻热散结之能，疏腰膝凝滞之气。

牛蒡子无毒，一名鼠粘子，一名恶实。

开毛窍，除热毒，为痘疹之要药。牛蒡子性冷而滑，唯血热便闭者宜之，否则禁用，痘疹虚寒泄泻者亦禁。

肉苁蓉

味甘性温，入少阴肾。

益精壮阳事，补伤润大肠，男子血沥遗精，女人阴疼带下。

---

① 番：指外国的或外族的。

【增补】益腰膝而愈冷痛，起劳伤而除癥瘕。

肉苁蓉无毒，忌铁。酒浸一宿，刷去浮甲，劈破，除内筋膜，酒蒸半日，又酥炙用。

滋补肾经之首药，但须大至斤许不腐者佳，温不热，补不骤，故有苁蓉之名，别名黑司命，亦多其功力之意也，骤用恐大便滑泄。

按：苁蓉性滑，泄泻及阳易举，而精不固者忌之。

锁阳

味甘咸温，入少阴肾。

强阴补精，润肠壮骨。

锁阳无毒，鳞甲栉比，状类男阳[①]，酥炙。

《辍耕录》云：蛟龙遗精入地，久之则发起如笋，上丰下俭，绝类男阳，锁阳功用与苁蓉相仿，禁忌亦同。

淫羊藿

辛温之味，入少阴肾。

强筋骨，起阳事衰[②]；利小便，除茎中痛。

【增补】补命门之真火，愈四肢之不仁。

淫羊藿无毒，山药为使，得酒良，用羊油拌炒。

---

① 男阳：治阴茎。

② 阳事衰：指阳痿。

陶弘景云：服之使人好为阴阳[1]。别名仙灵脾，千两金，弃杖草，皆矜其功力也。淫羊藿补火，相火易动者远之。

仙茅

辛温之味，入少阴肾。

助阳填骨髓，心腹寒疼，开胃消宿食，强记通神。

仙茅有小毒，忌铁器，禁牛乳，糯米泔浸一宿，去赤用，则毒去。

补而能宣，西域僧献于唐玄宗，大有功力，遂名婆罗门参。广西英州多仙茅，羊食之遍体化为筋，人食之大补，其消食者，助少火以生土，土得乾健之运也，其强记者，肾气时上，交于南离故也。仙茅专于补火，唯精寒者宜之，火炽者，有暴绝之戒。

补骨脂

辛温之味，入少阴肾。

兴阳事，止肾泄，固精气，止腰疼。

【增补】肺寒咳嗽无虞，肾虚气喘宜用。

补骨脂无毒，一名破故纸；忌羊肉猪血，出南番者、岭南者色绿，酒浸蒸用，亦有童便、乳浸、盐水炒者，得胡桃、胡麻良。

暖则水藏，壮火益土之要药也。补骨脂性燥，凡阴虚有热，大便闭结者戒之。

---

① 好为阴阳：增加性欲与房事次数。张山雷《本草正义》谓：淫羊藿之得名，陶弘景谓西川北部有羊喜食此藿，一日百合，故服之使人好为阴阳，其扰动肾阳，已可概见。后人恶其名之不雅，因易名为仙灵脾。唯肾气虚寒者，或可暂用以求阴平阳秘。

菟丝子

味辛甘平，入于肾经。

续绝伤，益气力，强阴茎，坚筋骨，溺有余沥，寒精自出，口苦燥渴，寒血为积。

菟丝子无毒，山药为使，酒浸一宿，煮令吐丝，打作饼，烘干再研即成细末，然酒浸稍久，亦失冲和馨香之气，每多无效，肾家多火，强阳不痿，大便燥结者忌之。雷公曰：禀中和之性，凝正阳之气，肾脏得力，则绝伤诸症愈矣，主口苦燥渴者，水虚则内热津枯，辛以润之，二证俱安也。

覆盆子

甘平之味，入于肝、肾。

补虚续绝伤，强阴美颜色。

【增补】男子有固精之妙，妇人著多孕之功。

覆盆子无毒，去蒂酒蒸。

能益闭蛰封藏之本，以缩小便，服之当覆其溺器，故名。覆盆子固涩，小便不利者，禁之。

骨碎补

苦温之味，入于肾经。

主骨碎折伤，耳响牙疼，肾虚泄泻，去瘀生新。

骨碎补无毒，去毛蜜蒸。

迹其勋伐，皆是足少阴肾经，观其命名，想见功力，戴元礼[①]用以治骨痿有效。

按：《经疏》[②]云：勿与风燥药同用。

钩藤

味甘微寒，入厥阴肝。

舒筋除眩，下气宽中，小儿惊痫、客忤[③]胎风。

【增补】祛肝风而不燥，清心热而最平。

钩藤无毒，藤细多钩者良，久煎则无力，宜后入。去梗纯用嫩钩，其功十倍。

祛肝风而不燥，庶几中和，钩藤性寒，故小儿科珍之，若大人有寒者，不宜多服。

蒲黄

甘平之味，入于肝经。

熟用止血，生用行血。

【增补】通经脉，利小便，祛心腹膀胱之热，疗扑[④]伤疮疖之疴[⑤]。

蒲黄无毒，即蒲厘花上黄粉。

入东方血海是本职，利小便者，兼入州都之地耳。无瘀血者

① 戴元礼：即戴思恭，字原礼，朱震亨四传弟子，元代婺州浦江（今属浙江）人。著有《证治要诀》。

② 《经疏》：明代缪希雍《神农本草经疏》之简称。

③ 忤：违逆，不顺从。

④ 扑：本义为轻轻地敲打。引申指打，击。

⑤ 疴：疾病。

勿用。

海藻

味苦咸寒，入少阴肾。

消瘰疬瘿瘤，散癥瘕痈肿。

海藻无毒，反甘草，产胶州[①]，有大叶、马尾两种。

苦能泄结，寒能涤热，咸能软坚，故主疗如上。脾家有湿者勿服。

泽兰

苦甘微温，入于肝、脾。

和血有散瘀之能，利水有消蛊之效。

【增补】产后血凝腰痛，妇女称良，金疮痈肿疮脓，外科奏效。

泽兰无毒，甘能和血，独入血海，攻击稽留。其主水肿者，乃血化为之水，非脾虚停湿之水也。

泽兰行而带补，气味和平，无偏胜之忧，性虽和缓，终是破血之品，无瘀者勿轻用。

艾叶

味苦微温，入于肺、脾、肝、肾四经。

---

① 胶州：一为北魏永安二年（529）设置，治所在东武县，相当于今山东诸城、高密、安丘、胶州、胶南等。隋开皇五年（585）改名密州。一为元至元十二年（1275）设置，治所在胶西县，即今山东胶州市之胶西、即墨、高密三县。

安胎气，暖子宫，止血利，理肠风[①]，灸除百病，吐衄崩中，陈久者良。

【**增补**】回元阳于垂绝，逐风湿而有功。

艾叶无毒，苦酒、香附为使，陈久者良，煎服宜鲜者。

辛可利窍，苦可疏通，故气血交理，而妇科带下调经多需之。唯艾性纯阳香燥，凡有血燥生热者禁与。

昆布

咸寒之味，入少阴肾。

顽痰结气，积聚瘿瘤。

昆布无毒，出登莱[②]与闽越[③]，洗净咸味。咸能软坚，噎证[④]恒用之，取其祛痰也。昆布之性，雄于海藻，不可多服，令人瘦削。

防己

味苦辛性寒，入于膀胱。

祛下焦之湿，泻血分之热，理水肿脚气，通二便闭结。

【**增补**】风寒湿痹宜需，膀胱火邪可泄。

---

① 肠风：以便血为主症的疾病。

② 登莱：即登州。唐如意元年（692）设置，治所在牟平县（今山东烟台市东南宁海镇）。神龙三年（707）移治蓬莱县（今山东蓬莱市）。天宝元年（742）改东牟郡，乾元元年（758）复改登州。辖境相当于今山东龙口、栖霞、乳山以东地。北宋属京东东路。金属山东东路。元属般阳路。明洪武九年（1376）升为登州府。

③ 闽越：即今福建的古称。

④ 噎证：即噎膈。

防己无毒，恶细辛，畏萆薢、女苑、卤碱。出汉中。根大而虚色黄，名汉防己；黑点黄腥木强者，名木防己，不佳。

防己分木、汉二种，木者专抬风，汉者专治水。

按：东垣云：防己大苦大寒，泻血中湿热，亦瞑眩[1]之药也，服之使人身心烦乱，饮食减少，唯湿热壅遏及脚气病，非此不效。若虚人用防己，其害有三，谷食有亏，复泄大便，重亡其血，一也；渴在上焦气分，而防己泻下焦血分，二也；伤寒邪传肺经气分，湿热而小便黄赤，禁用血药，三也。

威灵仙

苦温之味，入于膀胱。

宣五脏而疗痛风，去冷滞而行痰水。

【增补】积聚癥瘕可治，黄疸浮肿何虞。

威灵仙无毒，忌茶茗面，能去骨鲠，同沙糖陈酒煎服。

此风药之善走者也，威者言其猛烈，灵者言其效验。

威灵仙大走真气，兼耗人血，不得已而后用之可也。

水萍

辛寒之味，入于太阴肺。

发汗开鬼门[2]，下水洁净府[3]。

① 瞑眩：即眩晕。

② 鬼门：即汗孔。鬼，古通“魄”。肺藏魄，肺气通于皮毛，汗从皮肤而出，称魄汗。汗孔则称为鬼门；发汗法称开鬼门。《素问·汤液醪醴论》曰“开鬼门，洁净府”。

③ 净府：即膀胱。

【增补】治暴热身痒，亦止渴祛风。

水萍无毒，七月采紫背浮萍，拣净，以竹筛摊晒，下置水一盆映之，则易干。

水萍轻浮，入肺经发汗，气化及州都，因而利水。歌云：天生灵草无根干，不在山间不在岸，始因飞絮逐东风，紫背青皮飘水面，神仙一味去沉疴，采时须在七月半，选甚瘫风与大风，些小微风都不算，豆淋酒内服三丸，铁幞头上也出汗。

按：水萍发汗力比麻黄，下水功同通草，苟非大实大热者，安敢轻试耶？

牵牛子

苦寒之味，入肺、大、小肠。

下气逐痰水，除风利小便。

【增补】泻气分之湿热，通郁遏于下焦。

牵牛子有毒。有黑白二种，黑者力速，酒蒸研细，得木香、干姜良。

牵牛子主治多是肺脾之病，多因虚起，何赖泻药，况诸证应用药物，神良者不少，何至舍其万全而就不可必之毒物哉！东垣谆复其词，以戒后人勿用，盖目击张子和旦暮用之，故辟之甚力。世俗不知，取快一时，后悔奚及。

紫威花

酸寒之味，入于心、肝。

三焦血瘀，二便燥干。

【增补】治妇人产乳余疾，疗血分崩带癥瘕。

紫葳花无毒，畏卤碱，不可近鼻，闻之伤脑。

即凌霄花也，能去血中伏火，及血热生风之证。其性酸寒，不能益人，走而不守，虚人避之。

使君子

甘温之味，入于脾、胃。

杀诸虫，治疳积。

【**增补**】为泻痢之要药，乃儿科之所需。

使君子无毒，出闽蜀，忌饮热茶，犯之作泻。

杀虫药皆苦，使君子独甘，空腹食数枚，次日虫皆死而出矣。有言其不能食者非也，夫树有蠹，屋有蚁，国有盗，祸耶福耶?观养生者先出三尸虫，可以类推矣。

使君子为杀虫而设，苟无虫积，服之必致损人。

木贼草

味甘苦平，入厥阴肝。

迎风流泪，翳膜遮睛。

【**增补**】去节有发散之功，中空有升散之效。

木贼草无毒。

木贼为磋擦之需，故入肝而伐木，去节者善发汗，中空而轻有升散之力也。然木贼损肝，不宜久用也。

豨莶

苦寒之味，入于肝肾。

肢节不利，肌体麻痹，脚膝软疼，缠绵风气。

豨莶有小毒，以五月五日、六月六日、七月七日采者尤佳，酒拌蒸晒九次，蜜丸。

能宣能补，故风家珍之，本草相传功用甚奇，然近世服之，经年罕见效，意者制法未尽善欤？风气有分别欤？药产非道地欤？亦以见执方者之失也。

按：豨莶长于理风湿，毕竟是祛邪之品，恃之为补，吾未敢信也。

青蒿

苦寒之味，入于肝肾。

去骨间伏热，杀鬼疰传尸。

【增补】虚烦盗汗，风毒热黄[①]，久疟久痢，疥瘙疮疡，明目称要，清暑尤良。

青蒿无毒，童便浸一宿，使子勿使叶，使根勿使茎。

苦寒之药，多与胃家不利，唯青蒿芬芳袭脾，宜于血虚有热之人，取其不犯冲和之气耳。寒而泄泻，仍当避之。

茵陈

苦寒之味，入于膀胱。

理黄疸而除湿热，佐五苓[②]而利小肠。

【增补】妇人疝瘕可愈，狂热瘴疟孔藏[③]。

① 黄：指黄疸。

② 五苓：即五苓散，由桂枝、泽泻、茯苓、白术、猪苓组成。

③ 孔藏：即非常好。藏，善、好。此处意为治疗“狂热瘴疟”有很好的疗效。

茵陈无毒，治黄疸须分阴黄阳黄，有热宜茵陈，有寒宜温补，若用茵陈多致不效。

茵陈去湿热，独宜于五疸，然亦需五苓之类佐助成功，服茵陈者中病即已，若过用之元气受贼。

益智仁

辛温之味，入心、脾、肾。

温中进食，补肾扶脾，摄涎唾，缩小便，安心神，止遗浊。

益智仁无毒，出岭南，形如枣核，去壳取仁，盐水炒。

辛能开散，使郁结宣通，行阳退阴之药也。古人进食，必先益智，为其于土中益火耳。

益智功专补火，如血燥有热，及因热而遗浊者，不可误入也。

荜茇

温脾除呕逆，定泻理心疼。

【增补】祛痰消宿食，下气愈鼻渊。

荜茇无毒，出南番，去挺，醋浸一宿，焙干，刮去皮粟子净，免伤人肺。

古方用此百中之一，其以荜拨辛热耗散，能动脾肺之火，多用损目耶！

高良姜

辛温之味，入脾、胃、肝。

温胃去噎[1]，善医心腹之疼，下气除邪，能攻岚瘴之疟。

高良姜无毒，出岭南高州[2]，东壁土炒。

古方治心脾疼，多用良姜，寒者用之至二钱，热者亦用四五分于清火之剂中，取其辛温下气，止痛如神耳。虚人须与参术同行，若单用多用，犯冲和之气。

海金沙

甘寒之味，入小肠与膀胱。

除湿热，消肿满，清血分，利水道。

【增补】通五淋，疗茎痛。

海金沙无毒。产于黔中及河南，收晒日中，小孔以纸衬之以杖击之，有细沙落纸上，且晒且击，以尽为度，性不狠戾[3]，唯热在太阳经血分者宜之。

谷精草

辛温之味，入于肝胃。

头风翳膜遮睛，喉痹牙疼疥痒。

谷精草无毒。

田中收谷后多有之，田低而谷为水腐，得谷之余气结成此草，

---

① 噎：即噎膈。

② 高州：南朝梁大同年间设置，治所在高凉郡高凉县，即今广东阳江市西，辖境相当今广东鉴江及漠阳江流域地区。明洪武元年（1368）改设高州府，治所在茂名县，即今广东高州市，辖境相当于今广东高州、茂名、吴川、电白、化州、廉江、信宜等。

③ 狠戾：指凶狠，暴戾。

其亦得天地之和气者欤，兔粪名望月砂，兔喜食此草，故目疾家收之，如未出草时，兔粪不可用也。

青黛

咸寒之味，入厥阴肝。

清肝火，解郁结，幼稚惊疳，咯血吐血。

【增补】伤寒发斑，下焦毒热。

青黛无毒。

真者从波斯国来，不可得也，今用干靛，每斤淘取一两亦佳，即阴虚而热者，不宜用，中寒者勿使。

连翘

苦寒之味，入心、胃、胆、肾、大肠。

除心经客热，散诸经血结。

【增补】通经利水，固[①]肌热之所需。消肿排脓，为疮家之要药。

连翘无毒。手少阴主药也，诸痛疮痒，皆属心火，故为疮家要药。

连翘苦寒，多饵即减食，谨之，痈疽溃后勿用。

马鞭草

苦寒之味，入于肝肾。

① 固：本义为四周地势险要。又虚化为副词，相当于本来、原来。

理发背痈疽，治杨梅毒气，癥瘕须用，血闭宜求。

马鞭草无毒，一名龙牙草。此草专以驱逐为长，疮证久而虚者，斟酌用之。

葶苈子

辛寒之味，入太阴肺。

疏肺下气，喘逆安平，消痰利水，理胀通经。

葶苈子无毒，榆皮为使，酒炒。

十剂云：泄可去闭，葶苈大黄之属，但性峻不可混服，有甜、苦二种，甜者力稍缓也。

王不留行

苦平之味，入于大肠。

行血通乳，止衄消疔[①]。

【增补】祛风去痹，定痛利便。

王不留行无毒。

喻其走而不守，虽有王命，不能留其行也。古云穿山甲、王不留行，妇人服了乳长流，乃行血之力耳。凡失血后，崩漏家，孕妇并忌之。

瞿麦

苦寒之味，入于膀胱。

---

① 疔：外科病名，指疔疮，疮疡的一种。

利水破血，出刺堕胎。

【**增补**】消肿决痈，明目去翳，降心火，利小肠，疏癃结而治淋，逐膀胱之邪热。

瞿麦无毒，俗呼洛阳花，用蕊壳，丹皮为使，恶螵蛸，心虽热而小肠虚者忌服，去刺者，拔肉刺也。

八正散用为利小便之主药。

地肤子

苦寒之味，入于脾经。

利膀胱，散恶疮，皮肤风热，可作浴汤。

地肤子无毒，恶螵蛸。

其主用多在皮肤，其入正在土脏，盖脾主肌肤也，其利水兼能祛湿者欤！

决明子

咸平之味，入于厥阴肝。

青盲内障，翳膜遮睛，赤肿眶烂，泪出羞明。

决明子无毒。

此马蹄决明也，以功能明目，故得此名，另有草决明、石决明，与之同功而各为一种，石决明独与云母石相反。

紫草

苦寒之味，入心、肝、包络。

凉血和血，清解疮疡，宣发痘疹，通大小肠。

【增补】治五痔以称善，利九窍而久藏。

紫草无毒，去头须酒洗。

按：紫草凉而不凝，为痘家血热之要药，但痘证极重脾胃，过用则有滑肠之虞。

山慈菇

味甘辛平，入于胃经。

痈疽疔毒酒煎服，瘰疬疮痍醋拌涂，治毒蛇狂犬之伤，敷粉滓瘢点之面。

山慈菇有小毒，根类慈菇小蒜，去毛壳。

花状如灯笼而红，根状如慈菇而白，《酉阳杂俎》云：金灯之花与叶不相见，谓之无义草。

按：寒凉之品，不得过服。

贯众

气味苦寒，入厥阴肝。

杀虫解毒，化鲠破癥，产后崩淋，金疮鼻血。

贯众有毒，去皮毛、锉，焙，有毒而能解毒，去瘀而能生新，然古方中不恒用之，别名管仲，岂音相类耶，抑为其有杂霸之气耶！

狗脊

苦平之味，入于肝肾。

强筋最奇，壮骨独异，男子腰脚软疼，女人关节不利。

狗脊无毒，萆薢为使，锉，炒。

状如狗之脊，故名狗脊，以形得名也。别名扶筋，以功得名也。

天名精

味甘辛寒，入太阴肺。

下瘀血，除结热，定吐衄，逐痰涎，消痈毒，止咽疼，杀疥虫，揩肤痒，可吐痰治疟，涂虫螫蛇伤。根名杜牛膝，功用相同。子名鹤虱，专掌杀虫。

天名精无毒，地黄为使。

一名蛤蟆蓝，一名活鹿草，外科要药，生捣汁服，令人大吐大下，亦能止牙疼。脾胃寒薄，不渴易泄者勿用。

山豆根

苦寒之味，入于心、肺。

主咽痛蛊毒，消诸肿疮疡。

【增补】泻心火以保肺金，平喘满而清热咳，喉痈喉风治之愈，腹痛下痢服之良。

山豆根无毒，苗蔓如豆，经冬不凋。其性大苦大寒，脾胃所苦，食少而泻者，切勿沾唇。

白及

味苦微寒，入于肺经。

肺伤吐血建奇功，痈肿排脓称要剂。

白及无毒，紫石英为使，恶杏仁，反乌头、乌喙。花名箬兰，贵重可喜，取根去头用。

按：痈疽溃后，不宜同苦寒药服。

藜芦

辛苦微寒，入于肺、胃。

司蛊毒与喉痹，能杀虫理疥疡，与酒相反，同用杀人。

藜芦有毒，有宣壅导滞之力，苦为涌剂，能使邪气热痰皆吐出也，苦能杀虫，并主疥癣。

藜芦有毒，服之令人烦闷吐逆，凡胸中有老痰，或中蛊毒，止可借其宣吐，不然，切勿沾唇，大损津液。

营实

酸涩微寒，入于胃经。

口疮骨鲠之用，睡中遗尿之方。

【增补】利关节而跌筋结肉咸宜。疗阴蚀而痈疽恶疮可治。

营实无毒。专达阳明解热，以其性涩，兼有遗尿之疗也。

蛇床子

味苦辛温，入于脾肾。

男子强阳事，妇人暖子宫，除风湿痹痒，擦疮癣多功。

蛇床子无毒，得地黄汁拌蒸三遍，待色黑乃佳。

去足太阴之湿，补足少阴之虚，强阳颇著奇功，人多忽之，宁至贱之中，乃伏殊常之品耶？唯肾火易动者勿食！

景天

味苦酸寒，入少阴心。

诸种火丹能疗，一切游风可医，毒蛇伤咬，急用捣敷。

景天无毒，大寒纯阴之品，故独入离宫，专清热毒。中寒之人，服之大有害，唯外涂不妨耳。一名慎火草，即火丹草。

兰叶

辛平之味，入太阴肺。

蛊毒不祥，胸中痰澼。止渴利水，开胃解郁。

兰叶无毒，带花禀天地清芬之气，入西方以清辛金，颇有殊功，今人不恒用之，亦缺事也。

丹溪云：建兰叶能散久积、久陈郁之气。今时医用以通舒经络，宣风邪亦佳，产闽[①]中者力胜，江、浙诸种者力薄。

怀香[②]

辛温之味，入于胃、肾。

主腹痛疝气，平霍乱吐逆。

【增补】暖丹田，补命门，干湿脚气愈，小肠冷气瘥。

怀香无毒，辛香宜胃，温性宜肾，故其主治不越二经。

怀香辛温，若阳道数举，得热作吐者均戒，八角者名大茴香，小如粟米者力薄。

---

① 闽：福建省简称。

② 怀香：大茴别名。

黄精

甘平之味，入于脾经。

补中益气，去湿杀虫。

【增补】安五脏而润肺与心，填精髓而坚筋强骨。

黄精无毒，似玉竹而稍大，黄白多须。去须九蒸九晒用。

禀季春之令，得土中之冲气，味甘气和，为益脾阴之剂，土旺则风湿自除，可久服，而无偏胜之弊者也。

芦荟

苦寒之味，入心、肺、肾。

主去热明目，理幼稚[①]惊风，善疗五疳，能杀三虫。

芦荟无毒，出波斯国，木脂也，味苦色绿者真。

禀阴寒之气，寒能除热，苦能泻热，故除热杀虫明目也。疳以湿热为咎[②]，湿热去则愈矣。

唯芦荟大苦大寒，凡脾虚不思食者禁用。

阿魏

辛温之味，入于脾、胃。

杀诸虫，破癥积，除邪气，化蛊毒。

阿魏无毒，臭烈殊常，故杀虫辟恶；辛则能散，温则能行，

---

① 幼稚：指年纪小，即儿童。

② 咎：本义为灾殃，凶祸。用作动词，指追究罪过，责备。

故消积化蛊。

按：人之血气，闻香则顺，闻臭则逆，故凡虚人虽有痞积，亦不可轻用，当先养胃气，胃强则坚积渐磨而消矣。经曰：大积大聚，其可犯也，衰其大半而止。盖兢兢于根本者乎！《纲目》云：黄芩无假，阿魏无真。

芦根

甘寒之味，入于胃经。

噎膈反胃之司，消渴呕逆之疗，可清烦热，能利小肠。

芦根无毒，逆水肥厚者，去须节。

独入阳明清热、下降，故主治如上，笋性更佳，解河豚毒。

木部

桂

辛甘大热，入肾与肝。

益火消阴，救元阳之痼冷；温中降气，扶脾胃之虚寒。坚筋骨，强阳道，乃助火之勋；定惊痫，通血脉，属平肝之绩。下焦腹痛，非此不除，奔豚疝瘕，用之即效。宣通百脉，善堕胞胎。

桂无毒，畏石脂。忌生葱。去粗皮用，见火无功。

桂心

辛甘大燥，入心与脾。大燥二字，从《本草从新》增。

理心腹之恙，三虫九痛皆瘥；补气脉之虚，五痨七伤多验。宣气血而无瘥，利关节而有灵，托痈疽痘毒，能引血成脓。

桂心无毒。

桂枝

辛干而热，入肺、膀胱。

无汗能发，有汗能止，理心腹之痛，散皮肤之风，横行而为手臂之引经，直行而为奔豚之向导。

桂枝无毒。交趾桂最佳，其次蒙自桂，又次安南桂，东京桂。若姚桂、浔桂、紫荆桂，则不能治病。洋桂、云南桂皆有大害，万不可用。去粗皮。得人参、甘草、麦冬良。

肉桂乃近根之最厚者，桂心即在中之次厚者，桂枝则顶上细枝。以其皮薄，又名薄桂。肉桂在下，主治下焦，桂心在中，主治中焦，桂枝在上，主治上焦。此本乎天者亲上，本乎地者亲下之道也。王好古云：仲景治伤寒有当汗者，皆用桂枝。又云汗多者禁用，两说何相反哉？本草言桂辛甘，出汗者，调其血而汗自出也。仲景云：太阳中风，阴弱者汗自出，卫实营虚，故发热汗出。又云：太阳病，发热汗出者，为营弱卫强。阴虚阳必凑之，故皆用桂枝发汗。乃调其营则卫自和，风邪无所容，遂自汗而解，非桂枝能发汗也。汗多用桂枝者，调和营卫，则邪从汗解，而汗自止，非桂枝能闭汗也。不知者，遇伤寒无汗亦用桂枝，误矣。桂枝发汗，发字当出字。汗自然出，非若麻黄之开腠发汗也。

桂性偏阳，不可误投。如阴虚之人，一切血证，及无虚寒者，均当忌之。

松脂

苦甘性温，入于肺、胃。

祛肺金之风，清胃土之热，除邪下气，壮骨强筋。排脓止痛生肌，煎膏而用；牙疼恶痹崩中，研末而尝。

松脂无毒，名松香。水煮百沸，白滑方可用。其燥可去湿，甘能除热，故外科取用极多也。血虚者忌服。

松子

甘能益血，润大便；温能和气，主风虚。

松子无毒，其性中和，久服有裨。

松叶

可生毛发，宜窨[①]冻疮。

松叶无毒，忌同松脂。性燥而温，血虚者勿服。

松节

舒筋止肢节之痛，去湿搜骨肉之风。

松节无毒，燥性过于松脂，血虚尤忌，杵碎酒浸良。

---

① 窨：音xūn，同“熏”。

茯苓

味甘淡平，入心、肾、脾、胃、小肠。

益脾胃而利小便，水湿都消，止呕吐而定泄泻，气机咸利。下行伐肾，水泛之痰随降；中守镇心，忧惊之气难侵。保肺定咳嗽，安胎止消渴。抱根者为茯神，主用俱同，而安神独掌。红者为赤茯苓，功力稍逊，而利水偏长。此外有茯苓皮，行水功长，而肿胀可治。茯苓无毒，马蔺为使。畏牡蒙、地榆、秦艽、龟甲。忌醋。产云南，色白而坚实者佳，去皮膜用。

茯苓假松之余气而成，无中生有，得坤厚之精，为脾家要药。《素问》曰：饮入于胃，游溢精气，上输于肺，通调水道，下输膀胱。则利水药，皆上行而后下降也。故洁古谓其上升，东垣谓其下降，各不相背也。

按：小便多，其源亦异。《素问》云，肺气盛则便数[①]，虚则小便遗，心虚则少气遗溺，下焦虚则遗溺，胞移热于膀胱则遗溺，膀胱不约为遗，厥阴病则遗溺。所谓肺气盛者，实热也，茯苓以渗其热，故曰，小便多者能止也。若肺虚、心虚、胞热。厥阴病者，皆虚热也，必上热下寒，法当升阳。膀胱不约，下焦虚者，乃火投于水，水泉不藏，必肢冷脉迟，法当用温热之药，皆非茯苓可治，故曰阴虚者，不宜用也。茯神抱根而生，有依守之义，故魂不守舍者，用以安神。赤者入丙丁，但主导赤而已。

病人小便不禁，虚寒精滑者，皆不得服。

① 肺气盛则便数：即《灵枢·经脉》“气盛则小便数而欠”。

琥珀

甘平之味，入心、肺、脾、小肠。

安神而鬼魅不侵，清肺而小便自利，新血止而瘀血消，翳障除而光明复。

【增补】合金疮而生肌肉，通膀胱而治五淋。

琥珀无毒，松脂入土年久积成，以手心摩热，拾芥者真，以柏子仁，入砂锅同煮半日，捣末。

感土木之气，而兼火化，味甘色赤，有艮止之义，故能安神。有下注之象，故利小便而行血。丹溪曰："燥脾土有功，脾能运化，肺金下降，故小便可通。若因血少，而小便不利者，反致其燥急之苦。"

按：渗利之性，不利虚人，凡阴虚内热，火炎水涸者勿服。

柏子仁

甘辛性平，入心、肝、肾。

安神定悸，壮水强阳，润血而容颜美少，补虚而耳目聪明。

柏子仁无毒，畏菊花、羊蹄草，蒸晒炒。

心藏神，肾藏精与志，心肾虚则病惊悸，入心养神，入肾养志，悸必愈矣。悦颜聪明，皆心血与肾水互相灌溉耳。

柏子仁多油而滑，作泻者勿服，多痰者亦忌，有油透者勿入药。

侧柏叶

味苦微寒，入厥阴肝。

止吐衄来红，定崩淋下血，历节风疼可愈，周身湿痹能安。

【增补】止肠风，清血痢。捣用涂汤火之伤，炙用罨冻疮之痛。

侧柏叶无毒，或炒用，牡蛎为使，恶菊花，宜酒。

微寒补阴，故应止血，其治风湿者，益脾之力也。柏有数种，唯根上发枝数茎，蒙茸茂密，名千头柏，又名佛手柏，是真侧柏也。

按：柏性夹燥，血家不宜多服。

枸杞子

味甘微温，入于肾、肝。

补肾而填精，止渴除烦，益肝以养营，强筋明目。

枸杞子无毒，甘州[①]所产，红润少核者佳。精不足者，补之以味，枸杞子是也。能使阴生则精血自长。肝开窍于目，黑水神光属肾，目自明矣。其利大小肠，泄泻者勿服。

地骨皮

甘寒之味，入少阴肾。

① 甘州：古代地名。西魏废帝三年（554）改西凉州设置，治所在永平县，今甘肃张掖市西北，高台县以东弱水上游地区。清雍正二年（1724）改为甘州府，辖境相当今甘肃张掖、临泽、山丹、民乐、肃南裕固族自治县及青海祁连县地域。

治在表无定之风邪，主传尸有汗之骨蒸。降肝火，而治消渴、咳嗽；平肝热，而疗胁痛、头风。

地骨皮无毒，甘草水浸一宿。

热淫于内，治以甘寒。退热除蒸，固宜尔也。又去风邪者，肾肝同治，肝有热，则风自内生，热退则风息，此与外感之风不同耳。

地骨皮乃除热之剂，中寒者勿服。

槐花

味苦酸寒，入肝、大肠。

止便红，除血痢，咸藉清肠之力；疗五痔，明眼目，皆资涤热之功。子名槐角，用颇相同，兼行血而降气，亦催生而堕胎。枝主阴囊湿痒。叶医疥癣疔疽。

槐花无毒，含蕊而陈久者良，微炒。

感天地阴寒之气，而兼木与水之化，故为凉血要品。血不热则阴自足，目疾与痔证交愈矣。

槐性纯阴，虚寒者禁忌，即虚热而非实火者，亦禁之。

酸枣仁

酸平之味，入于肝胆。

酸收而心守其液，乃固表虚有汗；肝旺而血归其经，用瘳[①]彻夜无眠。

酸枣仁无毒，恶防已，炒熟。

胆怯者，心君易动，惊悸盗汗之所自来也。肝虚者，血不归

① 瘳：本义为病愈，引申指治愈。

经，则虚烦不眠之所自来也。枣仁能补肝益胆，则阴得其养，而诸症皆安矣。

肝胆二经有实邪热者勿用，以收敛故也。

黄柏

苦寒之味，入少阴肾。

泻龙火而救水，利膀胱而燥湿。佐以苍术，理足膝之痹痛；渍以蜜水，漱口舌之生疮。

【增补】清五脏之积热，黄疸热痢、肠风痔血可疗，治女子之诸疴，漏下赤白、阴伤湿疮亦愈。

黄柏无毒，川产肉厚色黄者良。生用降实火，蜜炙则不伤胃，炒黑而能止崩带，酒制治上，蜜制治中，盐制治下。恶干漆，得知母良。时珍曰：知母佐黄柏，滋阴降火，有金水相生之义。古云：黄柏无知母，犹水母之无虾也，盖黄柏，能制命门膀胱肾中之火，知母能清肺金，滋肾水之化源。

黄柏泻阴火，除湿热，故治疗如上。昔人谓，其补阴者，非其性补，盖热去则阴不受伤，虽谓之补亦宜。

按：苦寒之性，利于实热，不利于虚热，凡中虚食少，或呕或泻，或好热，或恶冷，或肾虚五更泄泻，小便不禁，少腹冷痛，阳虚发热，瘀血停止，产后血虚发热，痈疽溃后发热，伤食发热，阴虚小水不利，痘后脾虚血虚，烦躁不眠等症，法咸禁之。

楮实

甘寒之味，入太阴脾。

健脾消水肿，益气充肌肤。

【**增补**】疗骨鲠软坚，主养神明目。

楮实无毒，水浸取沉者酒蒸。

楮实虽能消水健脾，然脾胃虚寒者勿服。

皮：甘平之味，善行水。叶：甘凉之品，善祛湿热。

干漆

辛温之味，入厥阴肝。

辛能散结，行瘀血之神方，毒可祛除，杀诸虫之上剂。

【**增补**】和血脉以通经络，续筋骨而治绝伤。

干漆有毒，炒令烟尽为度，或烧存性。半夏为使，畏铁、川椒、紫苏、鸡子、螃蟹。

行血杀虫，皆辛温毒烈之性。其中毒者，或生漆疮者，多食蟹，及甘豆汤解之。

血见干漆，即化为水，则能损新血可知。虚者及惯生漆疮者，切勿轻用。

五加皮

辛温之味，入于肾、肝。

明目舒筋，归功于藏血之海；益精缩便，得力于闭蛰之官。风湿宜求，疝家必选。

【**增补**】疗妇人之阴蚀，健小儿之难行。

五加皮无毒，远志为使，恶玄参、蛇皮。五叶者佳。

下部无风寒湿邪而有火，及肝肾虚而有火者皆忌。

蔓荆子

味苦辛平，入肝、膀胱。

头风连于眼目，搜散无余；湿痹甚而拘挛，展舒有效。

【增补】通利九窍，除去百虫。

蔓荆子无毒，产南皮县[①]。恶乌头、石膏。

气味清辛，体轻而浮，上行而散，故所主者，皆在风木之脏，目之与筋，皆肝所主也。

头痛目痛，不因风邪，而因于血虚有火者忌之，元素云：胃虚人不可服，恐生痰疾。

辛夷

辛温之味，入肺、胃二经。

辛温开窍，鼻塞与昏冒咸宜，清阳解肌，壮热与憎寒并选。

【增补】亦愈头风脑痛，并祛面䵟目眩。

辛夷无毒，芎䓖为使，恶石脂，畏菖蒲、蒲黄、黄连、石膏、黄环[②]。去外衣及毛，毛射肺中，令人发咳。

肺开窍于鼻，而胃脉环鼻上行，凡中气不足，清阳不升则头痛而九窍不利。辛夷禀春阳之气，味薄而散，能助胃中清气上达高巅头面，九窍皆归治平也。

辛香走窜，虚人禁之。虽偶感风寒，而鼻塞亦禁之。头痛属血虚火炽者，服之转甚。

---

① 南皮县：秦朝设置，治所在今河北省南皮县。清属天津府。民国初属直隶津海道。1927年属河北省。

② 黄环：紫藤的别名。

桑根白皮

甘寒之味，入太阴肺。

泻肺金之有余，止喘停嗽。疏小肠之闭滞，逐水宽膨[①]。降气散瘀血，止渴消燥痰。

桑根白皮无毒，续断、桂心、麻子为使。刮去粗皮，蜜水炙，有涎出勿去。

泻肺降气，是其专职，利便去水者，兼泻子之法也。

桑叶

苦平性凉，入肝与肺。

止汗去风，明目长发。

【增补】滋燥凉血，清肺有功。

《本草纲目》云：桑叶有小毒。《大明》曰：家桑叶暖、无毒，用经霜者。

桑子

甘酸而温，入少阴肾。

补水安神，生津止渴。

【增补】聪耳目，解酒乌须。

桑子即桑椹，晒干为末，蜜丸良。入烧酒经年愈佳，不可多食，多食致衄，脾胃虚滑者勿服。

---

① 膨：本义为肚腹胀大。即指臌胀水肿。

桑枝

气味苦平，入于厥阴。

祛风养筋，消食定咳。

【增补】脚气能愈，痹痛尤良。

桑枝无毒。在四肢更宜。

桑耳

气味甘平，入于厥阴。

调经止崩带，种子愈癥瘕。

桑耳有毒。

桑黄

清肺热，疗鼻赤。

桑柴灰

除瘢痣，蚀恶肉。

桑霜

钻筋为拔毒之品，透骨有抽疔之长。

桑寄生

甘平之味，入厥阴肝。

和血脉，充肌肤，而齿须坚长，舒筋络，利关节，而痹痛蠲除，安胎简用，崩漏微医。

桑寄生无毒，出弘农[①]川谷桑树上，三月采，阴干。言鸟衔他子，遗树而生者非。古书云：寄生无真者，可用续断代之。《医宗必读》云：本能益血，兼能祛湿，故功效如上。海外深山，地暖不蚕，桑无采捋之苦，气化浓密，自然生出。

杜仲

味辛甘温，入于肝肾。

强筋壮骨，益肾添精，腰膝之疼痛皆痊，遍体之机关总利。

杜仲无毒，恶玄参、蛇蜕，产湖南、湖广[②]者佳，去粗皮锉，或酥炙、蜜炙、盐酒炒、姜汁炒断丝用。

肾苦燥，急食辛以润之，肝苦急，急食甘以缓之，杜仲辛甘，故主用如上。亦治阴下湿痒，小便余沥。肾虚火炽者勿用。

女贞实

味苦性平，入于肝、肾。

补中黑须发，明目养精神。

---

① 弘农：古代地名。汉朝元鼎四年设置，即今河南省灵宝市。

② 湖广：即湖广行省的简称，辖湖南、湖北。

【增补】强腰膝以补风虚，益肝肾而安五脏。

女贞实无毒。女贞实、女贞冬青，时珍作二种，实一物也，冬至采佳，酒蒸。

禀天地至阴之气，故凌冬不凋，气薄味厚，阴中之阴降也，虽曰补益，偏于阴寒者也。女贞子纯阴至静之品，唯阴虚有火者宜之，如脾胃虚者，久服腹痛作泻。

葳仁

甘温之味，入于肝经。蕤仁所治之症，俱属有风热者，《从新》谓其甘微寒，于理亦合。

破心下结痰，除腹中痞气，退翳膜赤筋，理眦伤泪出。

蕤仁无毒，丛生有刺，实如五味，以汤浸取仁，去皮尖，水煮过研膏。凡目疾在表，当疏风清热，在里属肾虚，血少神劳，宜补肾养血安神。外能散风，内能清热，肝气和则目疾愈。痰痞皆热邪为祟，故宜并主。目疾不缘风热而因于虚者勿用。

丁香

辛温之味，入肺、胃、肾。

温脾胃而呕呃可瘳，理壅滞而胀满宜疗，齿除疳䘌，痘发白灰。

【增补】痃癖奔豚，腹痛口臭。

丁香无毒，雄者颗小为丁香，雌者颗大为母丁香，即鸡舌香。畏郁金，忌火，去丁盖。

脾为仓廪之官，伤于饮食生冷，留而不去，则为壅胀，或为呕呃。暖脾胃而行滞气，则胀呕俱疗也。

丁香辛热而燥，非属虚寒，概勿施用。

沉香

辛温之味，入于脾、胃、肝、肾。

调和中气，破结滞而胃开；温补下焦，壮元阳而肾暖。疗脾家痰涎之血，去肌肤水肿之邪。大肠虚闭宜投，小便气淋须用。

沉香无毒，色黑沉水者良，香甜者性平，辛辣者性热，入汤剂磨冲，入丸散纸裹置怀中待燥碾之，忌火。

芬芳之气，与脾胃相投；温而下沉，与命门相契。怒则气上，肝之过也，辛温下降，故平肝有功。

沉香降气之要药，然非命门火衰，不宜多用，气虚下陷者，切勿沾唇。

檀香

辛温之味，入于肺、胃。

辟鬼杀虫，开胃进食，疗噎膈之吐，止心腹之疼。

檀香无毒，调上焦气，在胸膈咽嗌之间，有奇功也。痈疽溃后及诸疮脓多者，不宜服。

降真香

辛温之味，入于肺经。

行瘀滞之血如神，止金疮之血至验。理肝伤吐血，胜似郁金；理刀伤出血，过于花蕊。

降真香无毒，色红者良，烧之能降诸真故名。色鲜红者，行血下气有功，若紫黑色者，不堪用也，兼可辟邪。

苏合香

甘温之味，入于脾、肺。

甘缓和脾，郁结凝留咸雾释；芬芳彻体，奸邪梦魇尽冰消。

苏合香无毒，产诸番，众香之汁熬成，故又名苏合油。凡香气皆能辟邪通窍，况合众香而成者乎。沈括云：苏合香如黐胶，以筷挑起，悬丝不断者真也。

乳香

辛温之味，入少阴心。

定诸筋之痛，解诸疮之毒，活血舒筋，和中治痢。生肌调气，托里护心。

乳香无毒，出诸番，圆大如奶头，明透者良，性黏难研，水飞过，用钵坐热水中，以灯心同研，则易细。

诸痛疮痒，皆属心火，内托护心，外宣毒气，有奇功也。但疮疽已溃勿服，脓多者勿敷。

没药

苦平之味，入于肝、脾。

宣气血之滞，医疮腐之疼，可攻目翳，堪堕胎儿。

没药无毒，出南番，色赤，类琥珀者良，制法同上。

血滞则气壅，故经络满急发肿作痛。没药善通壅滞，则血行而气畅，痛自止也。

骨节痛与胸腹筋痛，不由血瘀，而因于血虚，产后恶露去多，腹中虚痛，痈疽已溃，法咸禁之。

安息香

味辛苦而性平，入于手少阴心。

服之而行血下气，烧之而去鬼来神。

【增补】蛊毒以此消，鬼胎为之下。

安息香无毒。手少阴主藏神，神昏则鬼邪侵之，心主血，血滞则气不宣快，安神行血，故主治如上。

唯病非关恶气侵犯者，勿服。

血竭

味甘咸平，入于心、肝。

走南方兼达东方，遂作阴经之主，和新血且推陈血，真为止痛之君。

麒麟竭有小毒，名血竭。乳香没药兼主气血，此则专于血分者也，善收疮口，然性急不可多使，却能引脓。

龙脑香

辛苦微温，入于心、肺。

开通关窍，祛逐鬼邪，善消风而化湿，使耳聪而目明。

【增补】散郁火，以治惊痫痰迷；施外科，而愈三虫五痔。

龙脑香无毒，一名冰片，出南番是老杉脂，以白如冰，作梅花片者良。

芳香为百药之冠，香甚者性必温热，善于走窜，入骨搜风，能引火热之气自外而出。新汲水调，催生甚捷。

龙脑入骨，风病者在骨髓宜也。若风在血脉肌肉，辄用龙麝，反引风入骨，如油入面，莫之能出。目不明，属虚者，不宜入点。

金樱子

味酸涩平，入于肺、肾。

扃钥[1]元精，合闭蛰封藏之本；牢拴仓廪，赞传导变化之权。

金樱子无毒，似榴而小，黄色有刺。

金樱子性涩，不利于气。丹溪云：经络隧道，以通畅为和平，昧者喜其涩精而服之，致生别证，自不作睛，咎将谁执。虽然，唯无故服之，以纵欲则不可，若精滑者服之，何咎之有。

竹叶

味苦甘寒，入于心、胃。

清心涤烦热，止嗽化痰涎。

【**增补**】定小儿之惊痫，治吐血与呕哕。

竹叶无毒。

竹茹

味甘性寒，入于肝、胃。

---

① 扃钥：锁闭之意。扃（音jiōng），门闩，关门。

疏气逆，而呕呃与噎膈皆平：清血热，而吐衄与崩中咸疗。

【增补】肺金之燥可涤，胃土之郁以开。

竹茹无毒，刮去青皮，用第二层。

竹沥

味淡性寒，入于心、脾。

痰在皮里膜外者，直达以宣通，痰在经络四肢者，屈曲而搜剔。失音不语偏宜，肢体挛蜷决用。

竹沥无毒，姜汁为使，又能治中风不语，痰迷大热，风痉癫狂。必生长甫及一年，养神而有力。竹能损气，故古人以笋为刮肠篦。竹沥滑肠，脾虚泄泻者勿用，唯痰在皮里膜外者、经络肢节者相宜，若寒痰、湿痰与食积痰勿用。

吴茱萸

辛热之味，入于脾、胃、肝三经。

燥肠胃而止久滑之泻，散阴寒而攻心腹之疼。祛冷胀为独得，疏肝气有偏长，疝痛脚气相宜，开郁杀虫至效。

吴茱萸有小毒，开口陈久者良。滚汤泡去苦烈汁。止呕，黄连水炒；治疝，盐水炒；治血，醋炒。蓼实为使，恶丹参、滑石、白垩，畏紫石英。

辛散燥热，独入厥阴，有功脾胃，其旁及者也。东垣云：浊阴不降，厥阴气上逆，甚而胀满，非茱萸不可治也。多用损元气。寇氏云：下气最速，肠虚服之愈甚。凡病非寒滞者勿用，即因寒滞者，亦当酌量虚实，适事为效也。

山茱萸

味酸微温，入于肝肾。

补肾助阳事，腰膝之疴，不必虑也。闭精缩小便，遗泄之症，宁足患乎。月事多而可以止，耳鸣响而还其聪。

山茱萸无毒，蓼实为使，忌桔梗、防风、防已。酒润去核，微火烘干。四时之令，春暖而生，秋凉而杀，万物之性，喜温而恶寒。人身精气，亦赖温暖而后充足，况肾肝居至阴之位，非得温暖之气，孤阴无以生。山茱萸正入二经，气温而主补，味酸而主敛，故精气益而强腰膝也。唯强阳不痿，小便不利者，不宜用。

槟榔

辛温之味，入胃、大肠。

降至高之气，似石投水；疏后重之急，如骥追风。疟疾与痰癖皆收，脚气与杀虫并选。

【增补】消谷可也，伏尸宜之。

槟榔无毒，鸡心尖长，破之作锦纹者良，忌火。

足阳明为水谷之海，手阴明为传导之官，二经相为贯输，以运化精微者也。二经病，则痰癖虫积生焉。辛能破滞，苦能杀虫，故主治如上。

槟榔坠诸气，至于下极，气虚下陷者忌。

栀子

苦寒之味，入太阴肺。

治胸中懊侬，而眠卧不宁，疏脐下血滞，而小便不利。清太阴肺，轻飘而上达；泻三焦火，屈曲而下行。

【增补】清胃脘，则吐衄与崩淋俱效，去心火，则疮疡与面赤无虞。

栀子无毒，内热用仁，表热用皮，生用泻火，炒黑止血，姜汁炒止烦呕。

栀子本非吐药，仲景为邪气在上，得吐则邪出，所谓高者因而越之也。亦非利小便药，盖肺清则气化行，而膀胱津液之府，禀气化而出矣。

栀子大苦大寒，能损胃伐气，虚者忌之，心腹痛不因火者，尤为大戒。世人每用治血，不知血寒则凝，反为败证。治实火之吐血，顺气为先，气顺则血自归经。治虚火之吐血，养正为先，气壮则自能摄血。此治疗之大法，不可违也。

芜荑

辛平之味，入于肺经。

除疳积之要品，杀诸虫之上剂。

【增补】能燥湿而化食，治瘕痛与鳖瘕。

芜荑无毒，陈久气膻者良。幼科取为要药，然久服能伤胃。

枳壳

味苦微寒，入肝、大肠。

破至高之气，除咳逆停痰，助传导之官，消水留胀满。

枳壳无毒，麸炒。

枳实

辛平之味，入于手太阴。

破积有雷厉风行之势，泻痰有冲墙倒壁之功。解伤寒结胸，除心下急痞。

枳实无毒，即枳壳之小者，皮厚而小为枳实，壳薄虚大为枳壳，久陈者良，麸炒。

枳实、枳壳上世未尝分别，自东垣分枳壳治高，枳实治下。海藏分枳壳主气，枳实主血。然究其功用，皆利气也。气利则痰喘止，痞胀消，食积化。人之一身，自飞门以至魄门，三焦相通，一气而已，又何必分上与下，气与血乎，但枳壳则性缓，枳实则性急，为确当耳。

枳壳、枳实专主破气，大损真元，凡脾弱气虚，以致停食痞满，法当补中益气，则食自化，痞自散，若用枳壳、枳实，是抱薪救火矣。胀满因于实邪者可用，若因土虚不能制水，肺虚不能行气，而误用之，则祸不旋踵。瘦胎饮用枳壳，为湘阳公主而设，以彼奉养太过，形气肥实，故相宜也。若一概用之，反致气弱而难产。洁古枳术丸，实为积滞者设，积滞去则脾胃自健，故为之补，非消之外，别用补益也。时医不察虚实，不辨补泻，往往概施，损人真元，为害不浅，虽以补剂救之，亦不能挽其克削之害，蹈弊者多，表以为戒。

厚朴

苦辛大温，入于肝、胃。

辛能散风邪，温可解寒气。下气消痰，去实满而宽膨，温胃和中，调胸腹而止痛，吐利交资，惊烦共主。

【增补】疗气血之痹，去三虫之患。

厚朴无毒，干姜为使。恶泽泻、硝石、寒水石，忌豆。色紫味辛者良，刮去粗皮，切片，姜汁炒。

厚朴、榛树皮也，温热之性，专于散结去满，温胃暖脾，故主食停痰滞，胀满吐利等证。然但可施于元气未虚，邪气方盛，或客寒犯胃，湿气浸脾。若脾胃虚者，虽有如上诸症，切勿沾唇。或一时未见其害，而清纯冲和之气，潜伤默耗矣，可不谨诸，孕妇服之，大损胎元。

茶叶

甘苦微寒，入于心肺。

消食下痰气，止渴醒睡眠，解炙煿之毒，消痔瘘之疮，善利小便，颇疗头疼。

茶叶无毒，畏威灵仙、土茯苓，恶榧子。寒胃消脂，酒后饮茶，引入膀胱肾经，患疝瘕水肿，空心尤忌。

禀土之清气，兼得初春升发之意，故其所主，皆以清肃为功。然以味甘不涩，气芬如茴，味甘而细者良。茶禀天地至清之气，产于瘠砂之间，专感云雾之滋培，不受纤尘之滓秽，故能清心涤肠胃，为清贵之品。昔人多言其苦寒，不利脾胃，及多食发黄消瘦之说，此皆语其粗恶苦涩者耳。故入药须择上品，方有利益。

猪苓

味甘淡平，入肾、膀胱。

分消水肿，淡渗湿痰。

【增补】何虞温疫大毒，蛊疰不祥；亦疗淋浊管痛，泻痢痎疟。

猪苓无毒，多生枫树下，块如猪屎，故名，白而实者良，去皮。

猪苓感枫根之余气而成，利水诸药，无如此驶。

按：寇宗奭曰：多服猪苓，损肾昏目。洁古云：淡渗燥亡津液，无湿者勿服。

乌药

辛温之味，入胃、膀胱。

主膀胱冷气攻冲，疗胸腹积停为痛，天行疫瘴宜投，鬼犯蛊伤莫废。

乌药无毒，根有车毂纹，形如连珠者良，酒浸一宿，炒，亦有煅研用者。辛温芳馥，为下气温中要药。唯气虚、血虚、内热者，勿用。

海桐皮

气味苦平，入于脾、胃。

除风湿之害，理腰膝之疼，可涂疥癣，亦治牙虫。

海桐皮无毒，出广南[①]，皮白坚韧。

按：腰膝痛，非风湿者，不宜用。治癣治牙，须与他药同行。

① 广南：古代地名。今云南广南县。

大腹皮

味苦微温，入于脾、胃。

开心腹之气，逐皮肤之水。

【增补】和脾泄肺，通大小肠，肺气痞胀胥[1]宜，痰膈瘴疟亦宜。

大腹皮无毒，酒洗，黑豆汤再洗，火焙用，病涉虚者勿用。

按：主用与槟榔相仿，而力稍缓耳，鸩鸟多集大腹树上，宜以大豆汁多洗，令黑汁去尽为度。

合欢皮

甘平之味，入于心、脾。

安和五脏，欢乐忘忧。

【增补】明目续筋，和血止痛。

合欢无毒，得酒良。

心为君主之官，土为万物之母，二脏调和，则五脏自安，神明自畅。嵇康《养生论》云：合欢蠲忿，正谓此也。一名夜合。

五倍子

苦酸涩平，入于肺、胃。

敛肺化痰，故止嗽有效，散热生津，故止渴相宜。上下之血皆止，阴阳之汗咸瘳，泻痢久而能断，肿毒发而能消，糁口疮须臾可食，洗脱肛顷刻能收，染须发之白，治目烂之疴。

---

① 胥：本义为蟹酱。表示范围相当于都、全。

五倍子无毒，壳轻脆而中虚，可以染皂，或生或炒，捣末用。

五倍子性燥急而专收敛，咳嗽由于风寒者，忌之；泻痢非虚脱者，忌之，咳嗽由于肺火者，忌之。误服反致壅满，以其收敛太骤，火气无从泄越耳。

天竺黄

甘寒之味，入于心经。

祛痰解风热，镇心安五脏，大人中风不语，小儿天吊惊痫。

天竺黄无毒，出南海[①]，大竹之精气结成，如竹节者真。与竹沥功用相仿，故清热养心，豁痰利窍，久用亦能寒中，产于天竺国，即现今印度。

密蒙花

甘平之味，入厥阴肝。

养营和血，退翳开光，大人眥泪羞明，小儿痘疳攻眼。

密蒙花无毒，产于蜀中，酒润焙。

独入东方，为涤热和营之用，故治目之外，无他长也。

巴豆

辛热之味，入肺、脾、胃、大小肠五经。

荡五脏，涤六腑，几于煎肠刮胃；攻坚积，破痰癖，直可斩关夺门。气血与食，一攻而殆尽；痰虫及水，倾倒而无遗。胎儿

① 南海：古代地名，即今之南海。

立堕，疔毒旋抽。

巴豆有大毒，芫花为使，畏大黄、黄连、芦笋、菰笋、藜芦酱豉、冷水，恶蘘草，反牵牛。去心及膜，火焙研细，去油用。

生子盛夏之令，成子秋金之月，故味辛气温，得刚猛火烈之用，荡涤一切有形之物。

按：元素曰：巴豆不可轻用。郁滞虽开，真阴随损，以少许着肌肤，须臾发疱，况肠胃柔薄之质，无论下后耗损真阴，即脏腑被其熏灼，能无溃烂之患耶？万不得已，亦须炒熟，去油，入少许即止。不得多用耳。

蜀椒

味辛性热，入肺、脾、肾。

温脾土，而去三焦之冷滞；补元阳，而荡六腑之沉寒。饮癖气症和水肿，累见奇功；杀虫止呕及阳虚，恒收速效。通血脉，则痿痹消除；行肢节，则机关健运。

椒目

善消水肿，可塞耳聋。

蜀椒、椒目有毒，杏仁为使，畏款冬花、防风、附子、雄黄。肉厚皮皱，秦椒略小，闭口者害人。微炒去汗，捣去里面黄壳，取仁用。得盐良。又畏凉水、麻仁。

椒禀纯阳之气，乃除寒湿、散风邪、温脾胃、暖命门之圣药。

命门火衰，中气寒冷者宜之，若阴虚火旺之人，在所大忌。

胡椒

味辛大热，入胃、大肠。

下气温中，消风去痰。

【增补】食积与快膈称良，腹痛与胃寒共治。

胡椒有小毒，忌用与蜀椒相同。

胡椒，损肺走气，动火动血，损齿，昏目，发疮痔脏毒，必阴气至足者方可用。荜澄茄，即胡椒之大者，乃一类两种，主治略同。

橡斗子

苦温之味，入于脾、胃。

固精颇效，止痢称奇。

橡斗子无毒。霜后收采，去壳，蒸之从巳至未，锉作五片，晒干用，可以济饥。新痢初起，湿热甚者，忌服。

木鳖子

甘温之味，入于肝、胃。

散血热，除痈毒，止腰痛，生肌肉。

【增补】杀疯狗之毒，止血痹之痛。

木鳖子有毒，有毒之品，但以外用，勿轻内服。

番木鳖形较小，而色白微苦，主咽喉痹痛。气血虚，肠胃滑者大戒。

水杨叶

苦平之味，入肺、大肠。

止久痢而多功，浴痘疮而起发。

水杨叶无毒，生于涯溪之旁，得水土之气偏多，能散湿热，故久痢需之。痘疡顶陷，浆滞不行，或风寒所阻者，宜水杨枝叶，无叶用嫩枝五斤，流水一釜，煎汤温浴。如冷添汤，良久，照见累起有晕丝者，浆行也，如不满，再浴之，虚者只洗头面手足，屡浴不起者死，初出及痒塌者，皆不可浴。若内服助气血药，其效更速。此方有燮理之妙，盖黄钟一动，而蛰虫启户，东风一吹，而坚冰解冻之义也。

柞木皮

苦平之味，入脾、肾二经。

催生圣药，黄疸奇方。

柞木皮无毒。下行利窍，故黄疸与产家用之。

棕榈皮

味苦涩平，入肝、脾二经。

吐血鼻红肠毒病，十全奇效；崩中带下赤白痢，一切神功。

棕榈皮无毒，年久败棕良，与发灰同用尤佳。

去血过多，滑而不止者宜之，若早服，恐停瘀为害。性涩故止血有功，然唯血去多，滑而不止者宜之。火炒烟尽存性，窨地上出火毒。

川槿皮

苦平之味，入脾、大肠。

止肠风与久痢，擦顽癣及虫疮。

川槿皮无毒，肉厚而色红者真，不宜多服。

皂荚

味辛咸温，入肺、肝、胃。

开窍通关，宣壅导滞，搜风逐痰，辟邪杀鬼。

【增补】搐之治噤口中风，服之则除湿去垢，涂之而散肿消毒，焚之而辟疫除瘟。

皂荚有小毒，柏子为使，恶麦门冬，畏人参、苦参。刮去粗皮及弦与子，酥炙用。

性极尖利，无闭不开，无坚不破，中风伤寒门中，赖为济急之神丹。若类中风，由于阴虚者禁之，孕妇亦禁。子去皮，水浸软煮，糖渍食之，治大肠虚秘，瘰疬恶疮。

刺：功用与皂荚相同，第其锐利，能直达疮所，为痈疽妒乳疔肿未溃之神药。米醋熬嫩刺，涂癣有效。痈疽已溃者，勿服耳，孕妇亦忌之。

诃黎勒[①]

苦温之味，入肺、大肠。

---

① 诃黎勒：即诃子。

固肠而泄痢咸安，敛肺而喘嗽俱止。利咽喉而通津液，下食积而除胀满。

诃黎勒无毒，从番舶[1]来，岭南亦有，六棱黑色，肉厚者良。酒蒸一伏时，去核焙，生用清金行气，熟用温胃固肠。嗽痢初起者勿服，气虚者亦忌。

按：其主用皆温涩收敛之功，若肺有实热，泻痢因湿热，以及气喘因火冲者，法咸忌之。

楝实

苦寒之味，入于脾、肺。

杀三虫，利小便。根：微寒杀诸虫，通大肠。

【增补】愈疝气，疗疥疮，肝厥腹痛以瘳，伤寒里热亦愈。

楝实有毒，川产良。酒蒸刮去皮，取肉去核，凡使肉，不使核，使核不使肉。如使核，须捶碎。茴香为使。大寒极苦，止宜于杀虫，若脾胃虚寒者，大忌。

樗白皮

味苦涩寒，入大肠与肺、胃。

涩血止泻痢，杀虫收产肠。

【增补】去肺胃之陈痰，治湿热之为病。

樗白皮有小毒，东引者良，醋炙之。

苦寒之性，虚寒者禁用，肾家真阴虚者，亦忌之，以其徒燥耳，止入丸而不入汤煎。

---

① 舶：本义为船。引申指经由水路进口的外国商品。

椿白皮功用相仿，力逊之。樗白叶功用亦相仿，差不及耳。

郁李仁

酸平之味，入脾、大肠。

润达幽门，而关格有转输之妙；宣通水府，而肿胀无壅遏之嗟。

郁李仁无毒，蜜浸，研为膏。

性专降下，善导大肠燥结，利周身水气，然下后令人津液亏损，燥结愈甚。此乃治标救急之药，津液不足者，慎勿轻服。

雷丸

味苦寒，入胃。

杀脏腑诸虫，除婴儿百病。

【增补】毒气可逐，胃热亦清。

雷丸有小毒。荔核、厚朴、芫花为使，恶蓄蓄、葛根。酒蒸。

雷丸乃竹之余气，得霹雳而生，故名雷丸，杀虫之外无他长，久服令人阴痿[1]。

苏木

味甘咸平，入心、肝、脾。

宣表里之风邪，除新旧之瘀血。

【增补】宜产后之胀满，治痈肿与扑伤。

---

① 阴痿：古代病名，即阳痿，出《灵枢·经脉》。

苏木无毒。

苏木理血，与红花同功，少用和血，多用破血也。其治风者，所谓治风先治血，血行风自灭也，一名苏枋木。

没石子

苦温之味，入少阴肾。

益血生精，染须发而还少；强阴治痿[①]，助阳事以生男。涩精止遗淋，固肠医泄痢。

没石子无毒，忌铜铁器，用浆水于砂盆中，研焙干，再研如乌犀色。出诸番，颗少纹细者佳，性偏止涩。

禀春生之气，兼金水之性，春为发生之令，故有功于种玉[②]；金主收肃之用，故有功于止涩，然亦不可多用、独用也。

木瓜

酸温之味，入足厥阴。

筋急者得之即舒，筋缓者遇之即利，湿痹可以兼攻，脚气唯兹最要。

木瓜无毒，忌铁。去穰，陈久者良。

得东方之酸，故入厥阴治筋，非他药所能俦匹[③]。转筋时，但念木瓜数十声立效。东垣云：气脱能收，气滞能和。故于筋急筋

---

① 强阴治痿：指壮阳治疗阳痿。

② 种玉：即种子，用于治疗男性不育症。

③ 俦匹：相比或可与相比。俦，本义为华盖，指古代车上像伞一样的遮盖物，又表示伴侣。引申指匹敌，伦比。

缓，两相宜也。

按：孟诜[①]云，多食损齿及骨。《素问》所谓阴之所生，本在五味，阴之所营，伤在五味。五味太过，则有偏生之忧也。

果部

莲子

甘平之味，入心、脾、肾。

心肾交，而君相之火邪俱靖[②]；肠胃厚，而泻痢之滑脱均收。频用能涩精，多服令人喜。

【增补】养神而气力长，治血而崩带瘳。

莲子无毒，泡去皮、心，炒。

莲子脾家果也，久服益人，大便燥者勿服。石莲子其味大苦，产广中树上，不宜入药。石莲子乃九月经霜后，坚黑如石，坠水入泥者[③]。

莲藕

甘平之味，入于心、脾。

生用则涤热除烦，散瘀而还为新血，熟用则补中和胃，消食

① 孟诜：诜，音shēn，唐代医学家，汝州梁县（今河南省汝州市）人，著有《食疗本草》。

② 靖：本义为立容安静，又引申指治理。

③ 石莲子其味大苦，产广中树上，不宜入药。石莲子乃九月经霜后，坚黑如石，坠水入泥者：丁氏解释欠妥。

而变化精微。

莲藕无毒，忌铁。生用甘寒，熟用甘平，其性带涩，止血有功，产家忌生冷，唯藕不忌，以能去瘀故也。

莲花须

味甘涩温，入于心、肾。

清心而诸窍之出血可止，固肾而丹田之精气无遗。须发变黑，泻痢能除。

莲花须无毒，忌地黄、葱、蒜。温而不热，血家泻家尊为上剂，小便不利者勿服。

莲房

固经涩肠，煅灰治崩漏，但不宜多服。

荷叶

助脾胃而升发阳气，能散瘀血留好血。唯性升散，虚者禁之。

荷蒂

治雷头风[①]，取其有震仰盂之象，类从之义也。

① 雷头风：内科病名。头痛鸣响、面起核块。始见于《素问病机气宜保命集·大头论》，多由风邪外袭或痰热生风所致。

橘皮

辛温之味，入于脾、肺。

止嗽停呕，颇有中和之妙；清痰理气，却无峻烈之嫌。留白者，补胃偏宜；去白者，疏通专掌。

橘皮无毒，广中[①]产者最佳，福建者力薄，浙产更恶劣矣，陈久愈佳。

去蒂及浮膜晒干。治痰咳，童便浸晒。治痰积，姜水炒。入下焦，盐水炒。

苦能泄气，又能燥湿，辛能散气，温能和气，同补药则补，同泻药则泻，同升药则升，同降药则降。夫脾乃元气之母，肺乃摄气之籥，故独入二经。气虽中和，然单服久服，亦损真元。橘皮下气消痰。橘肉生痰聚气，一物也而相反如此。

青皮

破滞气，愈低愈效；削坚积，愈下愈良。引诸药至厥阴之分，下饮食入太阴之仓。

【增补】郁积与发汗咸治，疝痛与乳肿宜投。其核也，主膀胱疝气。其叶也，治乳痈肺痈。

青皮无毒，即橘之小者。麸炒。

青皮兼能发汗，性颇猛锐，不宜多用，如人年少壮，未免躁暴，及长大而为橘皮，如人至老年，烈性渐减，经久而为陈皮，

① 广中：指广东中部地域。

即多历寒暑，而躁气全消也。核：主膀胱疝气，一味为末，酒服五钱。叶：主肺痈乳痈，绞汁饮之。

香橼

苦温之味，入于肺、脾。

理上焦之气，止呕宜求；进中州之食，健脾宜简。

香橼无毒，年久者良，去白炒。

性虽中和，单用多用，亦损真气，脾虚者，须与参术同用，乃有相成之益耳。

大枣

甘平之味，入于脾经。

调和脾胃，俱生津止泻之功；润养肺经，操助脉强神之用。

【增补】助诸经而和百药，调营卫而悦容颜。

大枣无毒，坚实肥大者佳。

经言枣为脾果，脾病宜食之。又曰：脾病人毋多食甘，毋乃相戾[①]耶？不知言宜食者，指不足之脾也，如脾虚泄泻之类。无多食者，指有余之脾也，如中满肿胀之类。凡用药者，能随其虚实而变通之，虽寻常品味。必获神功，苟执而泥之，虽有良剂，莫展其长，故学者以格致为亟[②]也。

枣虽补中，然味过于甘，中满者忌之，小儿疳病及齿痛痰热之人，俱不宜食，生者犹为不利。红枣功用相仿，差不及耳。

---

① 戾：本义为弯曲，引申指违逆不顺。

② 亟：紧急，急迫。

芡实

甘平之味，入于脾、肾。

补肾固精，而遗浊有赖；益脾养气，而泄泻无虞。

【**增补**】益耳目聪明，愈腰膝酸痛。

芡实无毒。

禀水土之气以生，独于脾肾得力，小儿不宜多食，难消故也。

乌梅

酸平之味，入于肺、脾。

定嗽定渴，皆由敛肺之功；止血止痢，尽是固肠之力。清音去痰涎，安蛔理烦热，蚀恶肉而至速，消酒毒以清神。

乌梅无毒。

白梅

酸涩咸平，入肝与胃。

牙关紧闭，擦龈涎出便能开；刀箭伤肤，研烂敷之血即止。

白梅无毒，即霜梅也，功同乌梅，盐渍为白梅，多食损齿伤明。

青梅熏黑为乌梅，产吉安[①]者，肉厚多脂，最佳。

---

① 吉安：隋开皇中改庐陵郡为吉州，治所在庐陵县（今江西吉水县北）。元至元十四年（1277）升为吉州路，元贞元年（1295）改名吉安路，至正二十二年（1362）朱元璋改为吉安府，辖境相当今江西吉水、万安间的赣江流域。

乌梅、白梅皆以酸收为功，疽愈必有肉突起，乌梅烧敷，一日减半，二日而平，真奇方也。

夫梅生于春，曲直作酸，病有当发散者，大忌酸收，误食必为害，若过食而齿酸，嚼胡桃肉即解。

柿

甘寒之味，入于肺、脾。

润肺止嗽咳，清胃理焦烦。

柿子无毒。

干柿

能厚肠而止泄，主反胃与下血。

干柿无毒。

柿霜

清心而退热生津，润肺而化痰止嗽。

柿霜无毒。

三者主用大同小异，总之，清肃上焦火邪，兼有益脾之功也。有人三世死于反胃，至孙得一方，用柿饼同干饭食之，绝不用水，亦不以他药杂之，旬日而愈。

柿性颇寒，肺经无火，及风寒作嗽者，冷痢滑泄者忌之。与蟹同食，令人腹痛作泻。

荸荠

甘寒之味，入阳明胃。

益气而消食，除热以生津，腹满痛须要，下血宜尝。

荸荠无毒。同胡桃食之，能化铜物为乌有，一味为末，能辟蛊毒。

按：孟诜云：有冷气人勿食，多食令人患脚气，孕妇忌之。

枇杷叶

苦平之味，入于肺、胃。

走阳明则止呕下气，入太阴则定咳消痰。

枇杷叶无毒，去背上毛。治胃病，可用姜汁涂炙；治肺病，可用蜜水涂炙。

止渴下气，利肺气，止吐逆，除上焦之热，润五脏，多食发痰热伤脾，同炙肉及熟面食，令人患热黄疾。

长于降气，气降则火清，但去毛不净，射入肺中，作咳难疗。胃寒呕吐，及风寒咳嗽者忌之。

甘蔗

甘平之味，入于肺、胃。

和中而下逆气，助脾而利大肠。

【增补】能治咳而消痰，亦除热而润燥。

甘蔗无毒。

禀地之冲气，故味甘性平，甘为稼穑之化，故和中助脾，亦能除热止渴，治噎膈、解酒毒。

按：世人误以蔗为性热，不知其甘寒泻火。王摩诘[①]诗云：他食不须愁内热，大宫还有蔗浆寒。盖详于本草者耶，唯胃寒呕吐，中满滑泻者，忌之。

白沙糖

甘寒之味，入于脾经。

生津解渴，除咳消痰。

【增补】补脾缓肝，和中润肺。

白沙糖无毒。

红沙糖

功用与白者相仿，和血乃红者独长。

红沙糖无毒。

红、白二种皆蔗汁煎成。多食损齿生虫，作汤下小儿丸散，误矣。中满者忌之。

桃仁

味苦甘平，入肝、大肠。

破诸经之血瘀，润大肠之血燥。肌有血凝，而燥痒堪除；热

① 王摩诘：即唐代著名诗人王维，字摩诘，原籍太原祁县（今山西祁县），其父迁蒲州（今山西永济），遂为河东人。

入血室，而谵语可止。

【增补】可除厥癥瘕，何虞乎邪气？

桃仁无毒，香附为使，去皮尖炒，勿用双仁者。

苦重于甘，气薄味厚，沉而下降，为阴中之阳，苦以推陈，甘以生新，故血疾恒需之。桃为五木之精，故能辟邪杀鬼，亦可杀虫。

桃枭，是桃实，在树经冬不落者，正月采之，主辟邪祛祟。

桃仁破血，血瘀者相宜，若用之不当，大伤阴气。

杏仁

味苦甘温，入肺、大肠。

散上焦之风，除心下之热，利胸中气逆而喘嗽，润大肠气闭而难通，解毒锡有效，消狗肉如神。

【增补】除风散寒，治时行之头痛，润燥消积，亦行痰而解肌。

杏仁有毒，恶黄芩、黄芪、葛根，畏蘘草。泡去皮尖焙，双仁者勿用。

杏仁性温，散肺经风寒滞气殊效。

按：阴虚咳嗽者忌之。

梨

味甘酸寒，入心、肝、脾。

外宣风气，内涤狂烦，消痰有灵，醒酒最验。

【增补】凉心润肺，利大小肠，降火清喉，解痈疽毒。

梨无毒。

人知其清火消痰，不知其散风之妙，生之可清六腑之热，熟之可滋五脏之阴。

按：丹溪云：梨者利也，流利下行之谓也。脾虚泄泻者禁之。

橄榄

酸涩甘平，入阳明胃。

清咽喉而止渴，厚肠胃而止泻，消酒称奇，解毒更异。

橄榄无毒。

迹其主用，药与诃黎勒同，误中河豚毒，唯橄榄煮汁可解，诸鱼骨鲠，嚼橄榄汁咽之，如无，以核研末，急流水调服亦效。

胡桃

甘平之味，入于肺、肾。

佐补骨而治痿强阴，兼胡粉而拔白变黑。久服润肠胃，恒用悦肌肤。

【增补】通命门而理三焦，治腰脚与心腹痛。

胡桃无毒。

三焦者，元气之别使，命门者，三焦之本原，盖一原一委也。命门指所居之府而名，乃藏精系胞之物；三焦指分治之部而名，乃出纳熟腐之用。一以体名，一以用名。在两肾之间，上通心肺，为生命之源，相火之主。《灵枢》以详言，而扁鹊不知原委体用之分，以右肾为命门，以三焦为有名无状，承讹至今，莫能正也。胡桃仁颇类其状，而外之皮汁皆黑，故入北方通命门，命门既通，则三焦利，故上通于肺耳。

一幼儿痰喘五日不乳，其母云，梦观音命服人参胡桃汤数口，喘即定。明日去胡桃衣，其喘复作，仍连皮服遂愈，盖皮有敛肺之功也。但用一味，空腹时连皮服之，最能固精。肺有痰热，命门火炽者勿服。

龙眼

甘平之味，入于心、脾。

补心虚而长智，悦胃气以培脾，除健忘与怔忡，能安神而熟[①]寐。

【增补】血不归脾莫缺，思虑过度者宜。

龙眼无毒。不热不寒，和平可贵，别名益智者，为其助心生智也，归脾汤用为向导者，五味入口，甘为归脾也，道家用龙眼肉，细嚼千余，待满口津生，和津汩汩而咽，此即服玉泉之法也。

山楂

酸平之味，入于脾、胃。

消肉食之积，行乳食之停。疝气为殃，茴香佐之取效；儿枕作痛，沙糖调服成功。发小儿痘疹，理下血肠风。

山楂无毒，去核。

善去腥膻油腻之积，与麦芽之消谷积者不同也，核主催生，疝气。

山楂有大小两种，小者入药。

多服令人嘈烦易饥，反伐脾胃生发之气，胃中无积，及脾虚

① 熟：本义为食物加热到可以吃的程度。引申指程度深，完全进入。

恶食者忌之。

榧子

甘平之味，入太阴肺。甘涩性平，从《纲目》增。

杀百种之虫，手到而痊；疗五般之痔，频常则愈。消谷食而治咳，助筋骨而壮阳。

榧子无毒，反绿豆。

东坡诗云：祛除三彭虫，已我心腹疾。指其杀虫也，不问何虫，但空心服食榧子二十枚，七日而虫下，轻者两日即下矣。

按：丹溪云：榧子肺家果也，多食则引火入肺，大肠受伤。

石榴皮

味酸涩温，入肝、脾、肾。

泻痢久而肠虚，崩带多而欲脱，水煎服而下蛔，汁点目而止泪。

石榴皮无毒。

石榴皮味酸涩，故入下痢崩中之剂，若服之太早，反为害也。

谷部

胡麻

甘平之味，入肝、脾、胃。

养血润肠，燥结焦烦诚易退；补中益气，风淫瘫痪岂难除。坚筋骨，明耳目，轻身不老；长肌肤，填髓脑，辟谷延年。

胡麻无毒，其色如酱，其状如虱。九蒸晒。补阴是其本职，又治风者，治风先治血，血行风自灭也。李延飞云：风病人久服，步履端正，语言不謇，神农收为上品，《仙经》载其功能，询奇物也。但服之令人肠滑，得白术并行为胜。

麻仁

甘平之味，入于脾胃。

润五脏，通大肠，宣风利关节，催生疗产难。

麻仁无毒，畏牡蛎、白薇、茯苓，绢包置沸汤中，至冷取出，悬井中一夜，勿着水，曝干，新瓦上挼去壳。

刘完素曰：麻仁米谷也，而治风，同气相求也。陈士良云：多食损血脉，滑精气，痿阳事；妇人多食，即发带疾，以其滑利下行，走而不守也。

麻油

味甘微寒，入肠与胃。

熟者利大肠，下胞衣；生者摩疮肿，生秃发。

麻油无毒，生榨者良，若蒸炒者，只可供食，不可入药，生者过食能发冷痢。

脾虚作泻者忌之，熬熟不可经宿，经宿即助热动气也。

饴糖

甘温之味，入于脾经。

止嗽化痰，《千金方》每嘉神效；脾虚腹痛，建中汤累奏奇功。瘀血熬焦和酒服，肠鸣须用水煎尝。

饴糖虽能补脾润肺，然过用之，反能动火生痰，凡中满吐逆，酒病牙疳，咸忌之，肾病尤不可服。

黑豆

甘平之味，入于肾经。

活血散风，除热解毒，能消水肿，可稀[1]痘疮。

【增补】生研则痈肿可涂，饮汁而鬼毒可杀。

黑豆无毒。畏五参、龙胆、猪肉。忌厚朴。得猪胆汁、石蜜、牡蛎、杏仁、前胡良。

婴儿十岁以下者，炒豆与猪肉同食，壅气致死，十有八九。凡服蓖麻子，忌炒豆，犯之胀死。服厚朴亦忌之，最动气故也。

赤小豆

味甘微平，入心、小肠。

利水去虫，一味磨吞决效；散血排脓，研末醋敷神良。止渴行津液，清气涤烦蒸。通乳汁，下胞衣，喉科要药；除痢疾，止呕吐，脾胃宜之。

久服赤豆，令人枯燥肌瘦身重，以其行降令太过也。

绿豆

甘寒之味，入厥阴肝。

解热毒而止渴，去浮风而润肤，利小便以治胀，厚肠胃以和脾。

绿豆无毒，反榧子壳，恶鲤鱼。

---

① 稀：使动用法。

绿豆属木，通于厥阴，解毒之功，过于赤豆，但功在绿皮，若去壳，即壅气矣。

胃寒者，不宜食。

扁豆

甘温之味，入于脾经。

补脾胃而止吐泻，疗霍乱而清湿热，解诸毒大良，治带下颇验。

扁豆无毒，去皮炒。

色黄味甘，得乎中和，脾之谷也。能化清降浊，故有消暑之用。皮如栗色者，不可入药。扁豆专治中宫之病，然多食能壅气，伤寒邪炽者，勿服。

淡豆豉

味甘苦寒，入于肺、脾。

解肌发汗，头疼与寒热同除；下气清烦，满闷与温瘢并妙。疫气瘴气，皆可用也；痢疾疟疾，无不宜之。

淡豆豉无毒。

豆经蒸窨，能升能散，得葱则发汗，得盐则止吐，得酒则治风，得薤则治痢，得蒜则止血，炒熟又能止汗，亦要药也。造豉法，黑豆一斗，六月间水浸一宿，蒸熟摊芦席上微温，蒿覆五六日后，黄衣遍满为度，不可太过，取晒，簸净，水拌得中，以汁出指间为度，筑实瓮中，桑叶盖厚三寸，泥封，晒七日，取出曝一时，又水拌入瓮，如是七次，再蒸，曝干瓮收。

伤寒直中三阴，与传入阴经者，勿用。热结烦闷，宜下不宜汗，亦忌之。

麦芽

味甘咸温，入阳明胃。

熟腐五谷，消导而无停；运行三焦，宣通而不滞。疗腹鸣与痰饮，亦催生而堕胎。

麦芽无毒，炒黄去芒，留芽用。

古人唯取穬麦为芽，今人多用大麦者，非也。以谷消谷，有类从之义，无推荡之峻，胃虚停谷食者，宜之。然有积化积，无积消肾气堕胎。

神曲

味甘性温，入于胃经。

健脾消谷，食停腹痛无虞；下气行痰，泄痢胃翻有藉。

神曲无毒，研细炒黄，陈久者良。

五月五日，或六月六日，以白面百斤，青蒿、苍耳、野蓼，各取自然汁六大碗，赤小豆、杏仁泥各三升，以配白虎、青龙、朱雀、玄武、勾陈、螣蛇，用诸汁和面，豆、杏仁，布包作饼，楮叶包熏，如造酱黄法，待生黄衣，曝干收之。

脾阴虚，胃火盛者勿用，能损胎孕。

谷芽

味甘苦温，入于脾、胃。

消食与麦芽同等，温中乃谷芽偏长。

【增补】气和具生化之功，开胃与快脾是擅。

谷芽无毒，炒用，

味甘气和，具生化之性，故为消食、健脾、开胃、和中之要药也。

酒

苦甘辛热，入于肺、胃。

通血脉而破结，厚肠胃而润肌，宣心气以忘忧，助胆经以发怒，善行药势，可御风寒。

酒有毒，陈久者良，畏绿豆粉、枳椇子、葛花。烧酒散寒破结，损人尤甚。

少饮则和血行气，壮神消愁；过饮则损胃耗血，生痰动火。故夫沉湎[①]无度，醉以为常者，轻则致疾，重则亡身。此大禹所以疏仪狄[②]，周公所以著酒诰也。

醋

酸温之味，入厥阴肝。

浇红炭而闻气，产妇房中常起死；涂痈疽而外治，疮科方内屡回生。消心腹之疼，癥积尽破，杀鱼肉之毒，日用恒宜。

醋无毒，米醋最良。

① 沉湎：犹沉溺，多指嗜酒无度。

② 仪狄：传说为夏禹时善酿酒者。亦用为酒的代称。

藏器[①]曰：多食损筋骨，损胃损颜色。

罂粟壳

味酸涩温，入于肾经。

止痢泻而收脱肛，涩精气而固遗泄，劫虚痨之嗽，摄小便之多。

罂粟壳无毒，水洗，去蒂、去顶、去穰，醋炒透。得醋、乌梅、陈皮良。

酸收太紧，令人呕逆，且兜积滞，反成痼疾。若醋制而与参术同行，可无妨食之害。

风寒之作嗽，泻痢新起者，勿服。

菜部

瓜蒂

苦寒之味，入阳明胃。

理上脘之疴，或水停，或食积，总堪平治；去胸中之邪，或痞硬，或懊侬，咸致安宁。水泛皮中，得吐而痊；湿家头痛，嗃鼻而愈。

瓜蒂无毒。

极苦而性上涌，能去上焦之病，高者因而越之是也。

瓜蒂最能损胃伤血，耗气夺神，上部无实邪者，切勿轻投。

白芥子

辛热之味，入太阴肺。

---

① 藏器：即陈藏器，唐代医学家，著有《本草拾遗》。

解肌发汗，利气疏痰，温中而冷滞冰消，辟邪而祟魔远遁。酒服而反胃宜痊，醋涂而痈毒可散。

白芥子无毒，北产者良。

痰在胁下及皮里膜外者，非白芥子不能达，然汤不可太热，热则力减。

肺经有热，阴虚火亢者勿服，茎叶：动风动气，有疮疡痔疾便血者，皆忌之。

莱菔子

辛温之味，入肺与胃。

下气定喘，清食除膨，生研堪吐风痰，醋调能消肿毒。

莱菔子无毒。

丹溪云：莱菔子治痰，有推墙倒壁之功，表其性烈也。

虚弱人服之，气泄难布息。

干姜

辛热之味，入于肺、肝。

破血消痰，腹痛胃翻均可服；温中下气，癥瘕积胀悉皆除。开胃和脾，消食去滞，生用则发汗有灵，炮黑则止血颇验。

【增补】风湿之痹可逐，肠澼下血亦良。

干姜无毒，白净结实者良。惧其散，炒黄用，或炒微焦。

干姜本辛，泡之则苦，守而不移，非若附子行而不止也。其止血者，盖血虚则热，热则妄行。炒黑则能引补血药入阴分，血得补，则阴生热退，且黑为水色，故血不妄行也。然血寒者，可多用，血热者不可过用，三四分为向导而已。

姜味大辛，辛能僭上[1]，亦能散气行血，久服损阴伤目，凡阴虚有热者勿服。

生姜

辛热之味，入于肺、胃。

生能发表，熟可温中，开胃有奇功，止呕为圣药。气胀腹疼俱妙，痰凝血滞皆良。刮下姜皮，胀家必用。

【增补】能去臭气，亦通神明。

生姜无毒，生姜汤要热则去皮，要冷则留皮。

凡中风、中暑、中气、中毒、中恶、霍乱，一切暴卒之症，用姜汁和童便服之，姜汁能开痰，童便能降火也。

古方以姜茶治痢，热痢留皮，冷痢去皮，火炒，忌服同干姜。

姜皮和脾行水，治浮肿胀满；煨姜和中止呕，行脾胃之津液，最为平妥。

葱白

辛平之味，入于肺、胃。

通中发汗，头疼风湿总蠲除；利便开关，脚气奔豚通解散。跌打金疮出血，沙糖研敷；气停虫积为殃，铅粉丸吞。专攻喉痹，亦可安胎。

【增补】伤寒寒热者宜，面目浮肿亦治。

葱白无毒，忌枣、蜜、犬、雉肉。

葱味最辛，肺之药也，故解散之用居多。

---

① 僭上：本义超越本分，冒用在上者的职权、名义行事。此指辛味具有向上行散功效。

多食葱，令人神昏发落，虚气上冲。

大蒜

辛温之味，入于脾、胃。

消谷化食，辟鬼驱邪，破痃癖多功，灸恶疮必效。捣贴胸前，痞格资外攻之益；研涂足底，火热有下引之奇。

大蒜有毒，忌蜜，独头者佳。

大蒜用最多，功至捷，外涂皮肉，发疱作痛，则其入肠胃而搜刮，概可见矣。

性热气臭，凡虚弱有热之人，切勿沾唇，即宜用者，亦勿过用，生痰动火，损目耗血，谨之。

韭

辛温之味，入于脾、肾。

固精气，暖腰膝，强肾之功也；止泻痢，散逆冷，温脾之力欤。消一切瘀血，疗喉间噎气。韭子固精，生精，助阳止带。

韭无毒，忌蜜。

古方用韭，专治瘀血，盖酸入肝，辛散、温下也，多食神昏目暗。

金石部

金箔

辛平之味，入于心经。

安镇灵台[1]，神魂免于飘荡；辟除恶祟，脏腑搜其伏邪。

金箔有毒。

禀西方之质，为五金之主，最能制木，故中风惊痫皆需之。银箔功用相仿。

金有大毒，磨屑顿服，不过三钱而毙，岂可多服乎！催生者用之。

自然铜

辛平之味，入于厥阴。

续筋接骨，折伤者依然复旧，消瘀破滞，疼痛者倏尔[2]消除。

自然铜无毒，产铜坑中。

自然铜虽有接骨神效，颇多燥烈之性，很能损人，大宜慎用。

铜青

辛酸之味，入于厥阴。

女科理气血之痛，眼科主风热之疼，内科吐风痰之聚，外科止金疮之血，杀虫有效，疳证亦宜。

铜青无毒，色青入肝，专主东方之症，服之损血，以醋制铜刮用。

① 灵台：指心，心灵。

② 倏尔：突然，忽然，迅速，极快。

黄丹

辛寒之味，入于心、脾。

止痛生肌，宜于外敷；镇心安魄，可作丸吞。下痰杀虫，截疟止痢。

【**增补**】平吐逆而疗反胃，治巅疾[①]以愈惊痫。

黄丹无毒。

黑铅加硝黄盐矾炼成。凡用时，以水漂去盐硝、砂石，微火炒紫色，摊地上出火毒。

味性沉阴，过服损阳气。化成九光者，当谓九光丹。铅粉：主治略同。

密陀僧

辛平之味，入心、大肠。

镇心主，灭瘢䵟，五痔金疮同借重，疟家痢证共寻求。

密陀僧有小毒，色如金者良。

即熬银炉底，感银铅之气而成，其性重坠，故镇心下痰，须水飞用，食之令人寒中。

紫石英

甘温之味，入于心与肝。

① 巅疾：头部疾患。

上通君主[1]，镇方寸[2]之靡宁；下达将军[3]，助胎宫而有孕。

【增补】治心腹之咳逆，补不足之温中。

紫石英无毒，畏扁豆、附子、黄连。火煅醋淬，水飞。

紫石英南方之色，故功在血分，火热者忌之。

朱砂

甘寒之味，入于心经。

镇心而定癫痫，辟邪而杀鬼祟，解胎热痘毒，疗目痛牙疼。

【增补】养精神而通神明，治五脏兼能化汞。

朱砂有毒，恶磁石，畏盐水，忌一切血，水飞三次，明如箭镞者良。

色赤应离，为心经主药，独用多用，令人呆闷。水银：即朱砂之液，杀虫虱有功，下死胎必用，渗人肉内，使人筋挛，若近男阳，阳痿无气，唯以赤金系患处，水银自出。轻粉：主杀虫生肌。杨梅疮服轻粉，毒潜骨髓，毒发杀人。

雄黄

苦平之味，入于心经。

杨梅疔毒，疥癣痔疡，遵法搽敷力不小；血瘀风淫，鬼干尸疰，依方制服效偏奇。化痰涎之积，涂蛇虺之伤。

雄黄有毒，研细水飞。生山之阳，明彻不臭，重三、四、五两者良。醋浸入莱菔子汁煮干。山之阴者名雌黄，功用略同。

---

① 君主：指心。见于《内经》“心者，君主之官也，神明出焉”。

② 方寸：指心。亦作“方寸地”。

③ 将军：指肝。见于《内经》“肝者，将军之官，谋虑出焉”。

《医宗必读》云：独入厥阴，为诸疮杀毒之药，亦能化血为水，血虚者大忌。

石膏

辛寒之味，入于肺、胃。

营卫伤于风寒，青龙收佐使之功，相傅因于火热，白虎定为君之剂。头痛齿疼肌肤热，入胃而收逐；消渴阳狂逆气起，入肺以祛除。

【增补】口干舌焦，是之取尔；中暑自汗，又何患焉？

石膏无毒，鸡子为使，恶莽草、巴豆，畏铁。有软硬二种，莹白者良，研细，甘草水飞，火煅则不甚伤胃。

气味俱薄，体重而沉。少壮火热之人，功如反掌；老弱虚寒之人，祸不旋踵。东垣云：立夏前服白虎汤，令人小便不禁，降令太过也。极能寒胃，使人肠滑不能食，非有大热者，切勿轻投。

滑石

味甘淡寒，入胃、膀胱。

利小便，行积滞，宣九窍之闭，通六腑之结。

【增补】身热而泄澼可治，乳难与癃闭亦宜。

滑石无毒，白而润者良，石韦为使，宜甘草。凡脾虚下陷，及精滑者忌之，病有当发表者，尤忌。

滑石利窍，不独小便也，上能利毛窍，下能利精窍。盖甘淡先入胃家，上输于肺，下通膀胱，肺主皮毛，为水上源，膀胱司津液，气化则能出。故上则发表，下则利水，为荡热燥湿之剂。

按：多服使人精滑，慎之。

赤石脂

酸辛大温，入于心、胃、大肠。

主生肌长肉，可理痈疡；疗崩漏脱肛，能除肠澼。

赤石脂无毒，细腻粘舌者良。赤入血分，白入气分。研粉水飞，畏芫花，恶大黄、松脂。

按：赤石脂固涩，新家痢忌用，久痢家咸宜。

炉甘石

甘温之味，入阳明胃。

散风热而肿消，祛痰气而翳退。

炉甘石无毒，煅，水飞。

产金银坑中，金银之苗，状如羊脑，煅红，童便淬七次，研末水飞，为眼科要药。

钟乳石

甘热之味，入阳明胃。

益精壮阳，下焦之虚弱堪珍；止嗽解渴，上部之虚伤宜宝。

【增补】安五脏亦能明目，通百节而利九窍。

钟乳石有毒，蛇床为使，恶牡丹、牡蒙，畏紫石英，忌羊血，反人参、白术。入银器煮，水减则添，煮三日夜，色变黄白，换水再煮，色清不变，毒去尽矣，水飞过，再研半日。

其气慓悍，令阳气暴充，饮食倍进，昧者得此肆淫，则精竭火炎，发为痈疽淋浊，岂钟乳之罪耶？大抵命门火衰者相宜，不尔便有害矣！

海石

咸平之味，入太阴肺。

清金降火，止浊治淋，积块老痰逢便化，瘿瘤结核遇旋消。

海石无毒，水沫日久积成，海中者，味咸更良。

海石乃水沫结成，体质轻飘，肺之象也，气味咸寒，润下之用也，故治证如上。多服损人气血。

阳起石

咸温之味，入少阴肾。

固精壮元阳，益气而止崩带。

【增补】回子宫之虚冷，消结气与癥瘕。

阳起石无毒，出齐州阳起山，云母根也。螵蛸为使，恶泽泻、桂、雷丸、蛇蜕，畏菟丝子，忌羊血。火煅，酒淬七次，水飞。

此石产处，冬不积雪，其热可知。云头雨脚、鹭毛轻松如狼牙者良。非命门火衰者勿服。

磁石

辛温之味，入少阴肾。

治肾虚之恐怯，镇心脏之怔忡。

【增补】疗肢节中痛，则风湿以除；清火热烦满，而耳聋亦治。

磁石无毒，柴胡为使，恶牡丹皮、莽草，畏石脂，火煅醋淬水飞。

磁石名吸铁石，重镇伤气，可暂用而不可久。《医宗必读》云：镇心益肾，故磁朱丸用之，可暂用，不可久也。

青礞石

咸平之味，入厥阴肝。

化顽痰癖结，行食积停留。

【增补】色青因以平肝，体重则能下气。

青礞石有毒，火煅水飞。

痰见青礞，即化为水，气虚血弱者大忌。

花蕊石

酸平之味，入厥阴肝。

止吐衄如神，消瘀血为水。

【增补】愈金疮出血，下死胎胞衣。

花蕊石无毒，出陕西华代地，体坚色黄，煅研水飞。血见花蕊石，即化为水，过用损血，慎之。

食盐

咸寒之味，入少阴肾。

擦齿而止痛，洗目而去风。二便闭结，纳导随通；心腹烦疼，服吐即愈。治疝与辟邪有益，痰停与霍乱无妨。

【增补】软坚而结核积聚以除，清火则肠胃结热可治。

食盐无毒。

润下作咸，咸走肾。喘嗽、水胀、消渴大忌。食盐或引痰生，或凝血脉，或助水邪，多食损颜色、伤筋力。故西北人不耐咸，少病多寿；东南人嗜咸，少寿多病。

青盐，功用相同，入肝散风。

朴硝

辛咸酸寒，入胃、大肠。

破血攻痰，消食解热，法制玄明粉，功缓力稍轻，明目清燥，推陈致新。

【增补】除寒热邪气之侵，逐六腑积聚之癖。

朴硝无毒。

朴硝在下，最粗而浊；芒硝在上，其质稍清，玄明粉再经熟炼，尤为精粹。方士滥夸玄明粉却病永年，不经之说也。若施之于有虚无火之人，及阴毒沉寒之证，杀人甚于刀剑矣。

蓬砂

味苦辛寒，入太阴肺。

退障除昏开胬肉，消痰止嗽且生津，癥瘕噎膈俱瘥，衄家骨鲠通宜。

蓬砂无毒，出西番者，白如明矾。出南番者如桃胶。能制汞哑铜，虚劳非所宜也。

性能柔五金，则消克可知，但疗有余，难医不足，虚劳证非宜。

硫黄

味酸大热，入于心、肾。

壮阳坚筋骨，阴气全消；杀虫燥寒湿，疮疴尽扫。老年风秘，君半夏而立通；泄痢虚寒，佐蜡矾而速止。艾汤投一切阴毒回春，温酒送三丸沉寒再造。

硫黄有毒，畏朴硝、细辛、铁、醋、诸血，番舶者良。取色黄如石者，以莱菔剜空，入硫，合定，糠火煨熟，去其臭气，以紫背浮萍煮过，消其火毒，以皂荚汤，掏其黑浆。一法：绢袋盛，酒煮三日夜。一法：入猪大肠，烂煮三时。用须得当，兼须制炼得宜，一有不当，贻祸非轻。

禀纯阳之精，能补君火，可救颠危，乌须黑发，真可引年，然须制炼得宜，行房断绝者能之。

白矾

味酸涩寒，入于肺、脾。

消痰止利，涤热祛风，收脱肛阴挺，理疥癣湿淫。

【增补】疗阴蚀而愈恶疮，止目痛而坚骨齿。

白矾无毒，取洁白光莹者，生用解毒，煅用生肌，甘草为使，畏麻黄，恶牡蛎。

矾之用有四，吐风热痰涎，取其酸苦涌泄也。诸血脱肛，阴挺疮疡，取其酸涩而收也。治风痰泄痢崩带，取其收而燥湿也。喉痹痈疽，蛇伤蛊毒，取其解毒也。多服伤骨损心肺。

土部

伏龙肝

辛温之味，入肝与胃。

女人崩中带下，丈夫尿血遗精。

【增补】催生下胎，脐疮丹毒，咳逆反胃治之效，燥湿消肿投之宜。

伏龙肝无毒，即灶心黄土，去湿有专长。

墨

辛温之味，入于肝经。

止血以苦酒送下，消痈用猪胆调涂。

【增补】磨浓点入目之飞丝，和酒治胞胎之不下。

墨无毒，松烟墨方可入药，世有以粟草灰伪为者，不可用。

墨者北方之色，血者南方之色，止血者，火见水而伏也，内有鹿角胶，非煅不可用。

百草霜

辛温之味，入肺、大肠。

清咽治痢，解热定血。

【增补】疗阳毒发狂之症，愈口舌白秃诸疮。

百草霜无毒，即灶突上烟煤也，黑奴丸用以疗阳毒发狂，亦从治之义也。

人部

发

苦温之味，入心、肝、胃。

去瘀血，补真阴。父发与鸡子同煎，免婴儿惊悸；己发与川椒共煅，令本体乌头。吐血衄血取效，肠风崩带宜求。

发无毒，皂角水洗净，煅存性。

发者、血之余也，故于血证多功。入罐中盐泥固济，煅存性。

牙齿

咸热之味，入少阴肾。

痘疮倒靥，麝加少许酒调吞；痈乳难穿，酥拌贴之旋发溃。内托阴疽不起，外敷恶漏多脓。

牙齿有毒，火煅水飞。

齿者骨之余，得阳刚之性，痘家劫剂也。若伏毒在心，昏冒不省，气虚白痒，热沸紫泡之症，宜补虚解毒，误用牙齿者不治。

乳

甘平之味，入心、肝、脾。

大补真阴，最清烦热，补虚痨，润噎膈，大方之玉液也。祛膜赤，止泪流，眼证之金浆耶！

乳无毒。

乳乃血化，生于脾胃，摄于冲任，未能孕则下为月水，既受孕留而养胎，产后则变赤为白，上为乳汁。此造化玄微之妙，却病延年之药也。

虚寒滑泄之人，禁服乳。与食同进，即成积滞发渴。

津唾

甘平之味。

辟邪魔而消肿毒，明眼目而悦肌肤。

津唾无毒。津乃精气所化，五更未语之唾，涂肿辄消，拭目去障，咽入丹田，则固精而制火。修养家咽津，谓之清水灌灵根。人能终日不唾，收视返听，则精气常凝，容颜不槁。若频唾则损精神，成肺病。仙家以千口水成活字，咽津、诚不死之方欤！

人溺

咸寒之味，入于肺、胃、膀胱。注：人溺，指童便也。

清天行狂乱，解痨弱蒸烦，行血而不伤于峻，止血而无患其凝，吐衄产家称要药，损伤跌仆是仙方。

人溺无毒。饮入于胃，游溢精气，上输于脾，脾气散精，上归于肺，通调水道，下输膀胱。服小便入胃，仍循旧路而出，故降火甚速，然须热饮，真炁尚存，其行更速，炼成秋石，真元之炁渐失，不逮童便多矣。

童便性寒，若阳虚无火，不消食，肠不实者，忌之。人中白，主治与溺相同，兼治口舌疮。

金汁

苦寒之味，入于胃经。注：金汁即粪清也。

止阳毒发狂，清痘疮血热，解百毒有效，敷疔肿无虞。

金汁无毒，主治同人中黄。

人胞

味甘咸温，入于心、肾。注：人胞即紫河车。

补心除惊悸，滋肾理虚痨。

人胞无毒，米泔洗净，童便浸、揉，色白为度，入铅瓶中封固，重汤煮三时，待冷方开。

崔氏云：胎衣宜藏吉方，若为虫兽所食，令儿多病。此亦铜山西崩，洛钟东应之理。蒸煮而食，不顾损人，长厚者弗忍心也。

兽部

龙骨

甘平之味，入心、肝、肾。

涩精而遗泄能收，固肠而崩淋可止，缩小便而止自汗，生肌肉而收脱肛。

【增补】癥瘕除，坚积散，鬼疰精物与老魅而咸祛，热气惊痫治小儿而允当。

龙骨无毒，忌鱼及铁器，畏石膏，火煅水飞，酒煮曝，白地锦纹，舐之粘舌者良，酒浸一宿，水飞三度。

龙者东方之神，故其骨多主肝病，肾主骨，故又益肾也。许叔微云：肝藏魂，能变化，魄飞不定者，治之以龙齿。

龙骨收敛太过，非久病虚脱者，切勿妄投。

麝香

辛温之味，入于肝肾。

开窍通经，穿筋透骨，治惊痫而理客忤，杀虫蛊而去风痰。辟邪杀鬼，催生堕胎，蚀溃疮之脓，消瓜果之积。

麝香无毒，忌大蒜，微研。当门子尤妙，不可近鼻，防虫入脑。

走窜飞扬，内透骨髓，外彻皮毛。东垣云：搜骨髓之风，风在肌肉者，误用之反引风入骨。丹溪云：五脏之风，忌用麝香，以泻卫气。故证属虚者，概勿施用，必不得已，亦宜少用。劳怯人及孕妇，不宜佩带。

黄牛肉

甘温之味，入于脾经。

补脾开胃，益气调中，牛乳有润肠之美，牛喉有去噎之功。

黄牛肉无毒，乳微寒，味甘，润肠胃而解热毒，治噎膈而补虚劳。白水牛喉：治反胃吐食，肠结不通。髓：炼过用，补中、填骨髓。筋：补肝强筋，益气力，续绝伤。

牛为稼穑之资，不轻屠杀，市中所货，非老病即自死也，食之损人。丹溪倒仓论曰：脾为仓廪，倒仓者，推陈致新也。停痰积血，发为瘫痪，痨瘵，蛊胀，噎膈，非丸散所能治，用肥嫩牡黄牛肉二十斤，长流水煮糜，滤滓取液，熬成琥珀色，每饮数大碗，寒月温而饮之，缓饮则下，急饮则吐，时缓时急，且吐且下，吐后口渴，即服自己小便，亦能荡涤余垢，睡两日乃食粥，调养半月，沉病悉去。须五年忌牛肉。

牛黄

味苦平甘，入于心、肝。

清心主之烦，热狂邪鬼俱消；摄肝脏之魂，惊痫健忘同疗。利痰气而无滞，入筋骨以搜风。

牛黄无毒，轻虚气香者良。成块成粒者，力薄。得菖蒲、牡丹良。人参为使。恶常山、地黄、龙胆、龙骨、蜚蠊。畏牛膝、干漆。

东垣云：牛黄入肝治筋，中风入脏者，用以入骨追风，若中腑、中经者，误用之反引风入骨，如油入面，莫之能出。

阿胶

咸平之味，入于肝、肺。

止血兮兼能去瘀，疏风也又且补虚。西归金府，化痰止嗽除肺痿，东走肝垣[①]，强筋养血理风淫。安胎始终并用，治痢新久皆宜。

阿胶无毒，用黑驴皮阿井水煎成，以黑光带绿色，易燉化、清而不腻，并不臭者良。蛤粉炒，蒲黄炒，酒化，水化，童便和用，得火良，山药为使，畏大黄。

① 垣：本义为矮墙，围墙。引申指区域。

阿井乃济水之眼，《内经》以济水为天地之肝，故入肝治血证，风证如神。乌驴皮合北方水色，以制热生风也。真者光明脆彻，历夏不柔，伪者反能滞痰，不可不辨。

胃弱作呕，脾虚食不消者，忌之。

熊胆

苦寒之味。

杀虫治五疳，止痢除黄疸，去目障至效，涂痔瘘如神。

熊胆无毒，通明者佳。

肉补虚羸，掌御风寒，又益气力。实热之症，用之咸宜，苟涉虚家，便当严戒。

象皮

咸温之味。

合金疮之要药，长肌肉之神丹。

象皮无毒，烧灰和油，敷下疳神效。

以钩刺插入皮中，顷刻疮收，故主用如上。

鹿茸

味甘咸温，入少阴肾。

健骨而生齿，强志而益气，去肢体酸疼，除腰脊软痛，虚劳圣剂，崩漏神仙。

鹿茸无毒，形如茄子，初生长二三寸，分歧为鞍色，如玛瑙红玉者良。不可嗅之，恐虫入鼻颡。鹿筋：主劳损续绝。

鹿角

甘咸之味，入于肾督。

补肾生精髓，强骨壮腰膝，止崩中与吐血，除腹痛而安胎。

鹿角无毒，茸生两月，即成角矣。

鹿肉

甘温之味。

补中强五脏，通脉益气力。

上焦有痰热，胃家有火，吐血属阴，虚火盛者，俱忌。

鹿禀纯阳之质，含生发之气，其性极淫，一牡常御百牝，肾气有余，足于精者也，故主用最多，专以壮阳道，补精髓为功。茸较佳于角，肉有益于脾。生角：消肿毒，逐恶血，不及胶之用宏也。

鹿，山兽，属阳，夏至解角，阴生阳退之象也。麋，泽兽，属阴，冬月解角，阳生阴退之象也。主用相悬，不可不辨。

羊肉

甘温之味，入于脾、肾。

补中益气，安心止惊，宣通风气，起发毒疮。角堪明目杀虫，肝能清眼去翳，肾可助阳，胲除反胃。

羊肉无毒，反半夏、菖蒲，忌醋。

东垣云：补可去弱，人参羊肉是也。凡形气痿弱，虚羸不足者宜之。羊血主产后血晕闷绝，生饮一杯即活。中砒礵、钟乳、礜石、丹砂之毒者，生饮即解。

羊食毒草，凡疮家及痼疾者，食之即发，宜忌之。胲：结成羊腹中者。

狗肉

咸温之味，入于脾、肾。

暖腰膝而壮阳道，厚肠胃而益气力。

狗肉无毒，反商陆，畏杏仁，恶蒜。

狗宝

专攻翻胃，善理疔[①]疽。

狗宝无毒，结成狗腹中者。属土性温，故能暖脾，脾暖则肾亦旺矣。黄犬益脾，黑犬益肾，他色者不宜用也。内外两肾[②]，俱助阳事。屎中粟米，起痘治噎。

气壮多火，阳事易举者，忌之。妊妇食之，令子无声。热病后食之杀人。道家以犬为地厌，忌食。

虎骨

辛温之味，入于肝、肾。

壮筋骨而痿软可起，搜毒风而挛痛堪除。

① 疔：外科病名。指疔疮，是疮疡的一种。

② 内外两肾：指肾与睾丸。

虎骨无毒，胫骨最良，酥炙。虎者，西方之兽，通于金气。风从虎，虎啸而风生，故骨可以入骨而搜风。虎猪：主翻胃有功。虎爪：辟邪杀鬼。肉：酸平，益气力，止唾多，疗恶心欲呕，治疟。

犀角

苦酸咸寒，入心、胃、肝。

解烦热而心宁，惊悸狂邪都扫；散风毒而肝清，目昏痰壅偕消。吐血崩淋，投之辄止；痈疽发背，用以消除。解毒高于甘草，祛邪过于牛黄。

【增补】迷惑与魇寐不侵，蛊疰共鬼邪却退。

犀角无毒，升麻为使，恶乌头、乌喙，忌盐。乌而光润者良，尖角尤胜。入汤剂，磨汁用。犀角虽有彻上彻下之功，不过散邪清热，凉血解毒而已。

大寒之性，非大热者，不敢轻服，妊妇多服，能消胎气。

羚羊角

味咸寒，入肝经。

直达东方，理热毒而昏冒无虞；专趋血海，散瘀结而真阴有赖。清心明目，辟邪定惊，肝风痢血宜加用，瘰疬痈疽不可无。

羚羊角无毒，出西地，似羊而大，角有节，最坚劲，明亮而坚，不黑者良。多两角者，或一角更胜，锉研极细，或磨用。肝虚而热者宜之。外有二十四节，挂痕内有天生木胎，此角有神，力抵千牛，入药不可单用，须不折原对，锉细，避风捣筛，更研万匝如飞尘，免刮人肠。

独入厥阴，能伐生生之气。

獭肝

甘温之味，入于肝、胃。

鬼疰传尸惨灭门，水吞殊效；疫毒蛊灾常遍户，末服奇灵。

獭肝有毒。葛洪云：尸疰鬼疰，使人寒热，沉沉默默，不知病之所苦，而无处不恶，积月累年，淹滞至死，死后传人，乃至灭门。唯用獭肝，阴干为末，水服二钱，每日三服，以瘥为度。其爪亦搜逐痨虫，其肉甘咸寒，治骨蒸痨热，血脉不行，营卫虚满，及女子经络不通，血热，大小肠秘，疗疫气温病，及牛马时行病，多食消男子阳气。

腽肭脐[①]

味咸热，入于肾经。

阴痿[②]精寒，瞬息起经年之恙；鬼交尸疰，纤微消沉顿之疴。

腽肭脐无毒，用酒浸一日，纸裹炙香，锉捣。或于铜器中，以酒煎熟合药。一名海狗肾，两重薄皮裹丸，核皮上有肉，黄毛三茎共一穴，湿润常如新。置睡犬旁，惊狂跳跃者，真也。固精壮阳，是其本功，鬼交尸疰，盖阳虚而阴邪侵之，阳旺则阴邪自辟耳。

① 腽肭脐：即海狗肾。

② 阴痿：内科病名。指阳痿。

阳事易举，骨蒸劳嗽之人，忌用。

猪脊髓

甘平之味，入于肝、肾。

补虚劳之脊痛，益骨髓以除蒸。心血共朱砂，补心而治惊痫。猪肺同薏苡，保肺而蠲咳嗽。脂本益脾，可止泻而亦可化癥。肾仍归邻，能引导而不能补益。

猪脊髓无毒，猪水畜也。在时属亥，在卦属坎，其肉性寒，能生湿痰，易招风热。反乌梅、桔梗、黄连。四蹄治杖疮，下乳汁，洗溃疡。胆主伤寒燥热，头肉生风发痰，胰润肠去垢，脑损男子阳道，血能败血，肝大损人，肠动冷气，舌能损心。

猪性阴寒，阳事弱者勿食。

禽部

鸭

味甘咸平，入于肺、肾。

流行水府，滋阴气以除蒸，闯达金宫，化虚痰而止嗽。

鸭无毒，类有数种，唯白毛而乌嘴凤头者，为虚痨圣药。白属西金，黑归北水，故葛可久治痨，有白凤膏也。

鸭凫，即野鸭也，味甘气温，益气补中，平胃消食，治水肿与热毒，疗疮疖而杀虫。

乌骨鸡

味甘咸平，入于肺、肾。

最辟邪而安五脏，善通小便理烦蒸，产中亟取，崩带多求。

【增补】益肝肾而治虚痨，愈消渴而疗噤痢。

乌骨鸡无毒，骨与肉俱黑者良，舌黑者，骨肉俱黑，男用雌，女用雄。鸡为阳禽，属木应风，在卦为巽，在色有丹、白、黄、乌之异，总之不如白毛乌骨，翠耳金胸，为最上乘也。

鸡冠血，发痘疮，通乳痈，涂口歪。

肝，可起阴，治小儿疳积目歪。

鸡屎白唯雄鸡屎有白利小便，治臌胀。

鸡子，清烦热，止咳逆。

卵壳，主伤寒痨复，研敷下疳。

卵中白，主久咳气结。

肫内黄皮，名鸡内金，能消水谷，通小肠膀胱。

淘鹅油一名鹈鹕油

味咸温。

理肝痛痈疽，可穿筋透骨。

淘鹅油无毒，取其脂熬化，就以其嗉盛之，则不渗漏，虽金银器玉之物，盛之无不透漏者，可见入骨收髓之功。但资外敷，不入汤丸。

雀卵

味酸温，入肾经。

强阴茎而壮热，补精髓而多男。

【增补】愈妇人之带下，兼腹内之疝瘕。

雀卵无毒，雀属阳而性浮，故强壮阳事。下元有真阳，谓之少火，天非此火不能生物，人非此火不能有生。火衰则阳痿精寒，火足则精旺阳强，雀卵之于人亦大矣。雄雀屎，名白丁香，一头尖者是雄，两头圆者是雌，疗目痛决痈疖，理带下疝瘕。

阳虚火盛者，勿食，不可同李食，孕妇食之，生子多淫，服术人亦忌之。

五灵脂

甘温之味，入于肝经一名寒号虫屎。

止血气之痛，无异手拈；多行冷滞之瘀，真同仙授。

五灵脂无毒，乃寒号虫之粪也，气味俱厚，独入厥阴。主血，生用行血，熟用止血，痛证若因血滞者，下咽如神。

按：性膻恶，脾胃虚弱者，不能胜也。

虫鱼部

蜂蜜

味甘平，入于脾经。

和百药而解诸毒，安五脏而补诸虚，润大肠而悦颜色，调脾胃而除心烦，同姜汁行初成之痢，同薤白涂汤火之疮。

蜂蜜无毒，忌生葱。凡蜜一斤，入水四两，磁器中炼，去沫，滴水不散为度。

采百花之英，含雨露之气酿成，其气清和，其味甘美，虚实寒热之症，无不相宜也。

大肠虚滑者，虽熟蜜亦在禁例，酸者食之，令人心烦，同葱食之害人，同莴苣食之，令人利下。食蜜后，不可食鲊，令人暴亡。

露蜂房

甘温之味。

拔疔疮附骨之根，止风虫牙齿之痛，起阴痿而止遗尿，洗乳痈而涂瘰疬。

露蜂房有毒。

蜂房乃黄蜂之窝，蜂大房大，以露天树上者为胜。

其用以毒攻毒，若痈疽溃后忌之。

牡蛎

咸寒之味，入肾经。

消胸中之烦满，化痰凝之瘰疬，固精涩二便，止汗免崩淋。

【**增补**】治虚劳烦热，愈妇人带下，伤寒而寒热宜求，温疟与惊恚莫缺。

牡蛎无毒，海气化成，潜伏不动，盐水煮一时，煅粉，亦有生用者。贝母为使，恶麻黄、辛夷、吴茱萸。火煅，童便淬之。得蛇床子、远志、牛膝、甘草良。

寒者禁与，虚热者宜之。

龟甲

味咸寒，入于心、肾。

补肾退骨蒸，养心增智慧，固大肠而止泄痢，治崩漏而截痃疟，小儿囟门不合，臁疮[1]朽臭难闻。

【增补】治软弱之四肢，愈赤白之带下。

龟甲有毒，大者力胜，酥炙或酒炙，醋炙，煅灰用。洗净捶碎，水浸三日，用桑枝熬胶，补阴之力更胜矣，恶沙参。

龟禀北方之气，故有补阴之功，若入丸散，须研极细，恐着人肠胃，变为瘕也。煎成胶良。龟鹿皆永年，龟首藏向腹，能通任脉，取下中以补肾，补血，皆阴也。鹿鼻反向尾，能通督脉，取上角以补火，补气，皆阳也。

肾虚而无热者，勿用。

鳖甲

味咸寒，入于肝经。

解骨间蒸热，消心腹癥瘕，妇人漏下五色，小儿胁下坚疼。肉冷而难消，脾虚者大忌。

【增补】痞疾瘜肉何虞，阴蚀痔核宜用。

鳖甲无毒。恶矾石，忌苋菜、鸡子。

鳖色青，主治皆肝症；龟色黑，主治皆肾症。同归补阴，实有分别。龟甲以自散者为佳，鳖甲以醋炙为佳。肝无热者忌之。

醋炙治痨，童便炙亦可。鳖肉凉血，补阴，亦治疟痢。

珍珠

咸寒之味，入于肝经。

① 臁疮：外科病名，疮疡的一种。

安魂定悸，止渴除蒸，收口生肌，点睛退翳。

【增补】能坠痰而拔毒，治惊热与痘疔。

珍珠无毒，绢包入豆腐中，煮一炷香，研极细。另有取新洁未经钻缀者，乳浸三日，研极细如粉面，不细则伤人脏腑。

禀太阴之精气而结，故中秋无月，则蚌无胎，宜其主用多入阴经。病不由火热者，忌之。

桑螵蛸

味咸平，入肾经。

起阳事[①]而痿弱何忧，益精气而多男可冀。

【增补】主伤中而五淋亦治，散癥瘕而血闭兼通。

桑螵蛸无毒，即螳螂之子，必以桑树上者为佳。畏旋覆花，蒸透再焙。

海螵蛸

味咸温，入肝经。

止吐衄肠风，涩久虚泻痢，外科燥脓收水，眼科去翳清烦。

海螵蛸无毒，恶白及、白蔹、附子。炙黄。

味咸入血，性能收涩，故有软坚止滑之功。

肉：一名墨鱼，酸平益气，强志益人，通月经。

瓦楞子

味咸平。

① 阳事：指阳痿。

消老痰至效，破血癖殊灵。

瓦楞子无毒，火煅、醋淬、研。咸走血而软坚，故主治如上。

瓦楞即蚶壳。

肉炙食益人，过多即壅气。

石决明

味咸平，入肝、肾二经。

内服而障翳潜消，外点而赤膜尽散。

【增补】五淋通而疡疽愈，骨蒸解而劳热清。

石决明无毒。恶旋覆花。久服令人寒中，肉与壳同功。

蟹

味咸寒。

和经脉而散恶血，清热结而续筋骨，合小儿之囟，解漆毒之疮。

蟹有小毒，独螯独目，两目相向，六足四足，腹下有毛，腹中有骨，背有星点，足斑目赤者，皆不可食。唯冬瓜汁、紫苏汁，可以解之。

爪能堕胎，性寒能发风，能薄药力，风疾不可食，孕妇食之，令儿横生。

蕲州白花蛇

味咸温。

主手足瘫痪，及肢节软疼，疗口眼歪斜，及筋挛脉急，厉风与破伤同宝，急惊与慢惊共珍。

蕲州白花蛇有毒，去头尾，酒浸三日，去尽皮骨，俱有大毒，得火良。透骨搜风，截惊定搐，为风家要药。内连脏腑，外彻皮肤，无处不到，服者大忌见风。产蕲州者最佳。

白花蛇性走窜有毒，唯真有风者宜，若类中风，属虚者大忌。乌梢蛇大略相同，但无毒而力浅，色黑如漆，尾细有剑脊者，是也。

穿山甲

味咸寒，入肝与肾。

搜风逐痰，破血开气，疗蚁蝼绝灵，截疟疾至妙。治肿毒，未成即消，已成即溃；理痛痹，在上则升，在下则降。

穿山甲有毒，如鼍[1]而小，似鲤有足，尾脚力更胜，或生或烧，酥醋炙，童便炙，油煎土炒。

穴山而居，寓水而食，能走窜经络，无处不到，达病所成功，患病在某处，即用某处之甲，此要诀也。性猛不可过服，古名鲮鱼甲。

白僵蚕

味咸辛温，无毒，入肺、脾两经。

治中风失音，去皮肤风痒，化风痰，消瘰疬，拔疔毒，灭瘢痕，男子阴痒，女子崩淋。

---

① 鼍：音 tuó。即扬子鳄。

【增补】愈小儿之惊痫夜啼，去人身之三虫黑鼾。

白僵蚕无毒，恶桑螵蛸、桔梗、茯苓、萆薢。米泔浸一日，待涎浮水上，焙去丝及黑口。

乃蚕之病风者，用以治风，殆[1]取其气相感欤[2]。

雄蚕蛾

味咸温。

止血收遗泄，强阳益精气。

雄蚕蛾有小毒，炒去足翅。健于媾精，敏于生育，断嗣者宜之。

斑蝥

辛寒之味，入肺、脾二经。

破血结而堕胎儿，散痈癖而利水道，拔疔疽之恶根，下猘犬之恶物，中蛊之毒宜求，轻粉之毒亦化。

斑蝥有毒，畏巴豆、丹参、甘草、豆花。唯黄连、黑豆、葱、茶，能解其毒。

直走精溺之处，蚀下败物，痛不可当，不宜多用，痛时以木通导之。

---

① 殆：本义为危险。用作副词，表示推测，相当于大概、可能。

② 欤：本义为安舒之气，即长长舒了口气。发展为语气词，用以表示疑问、反诘、推测、停顿、感叹等徐缓而安舒的语气。

蟾酥

辛温之味，入于脾、肾。

发背疔疽，五痔羸弱，立止牙疼，善扶阳事。

蟾酥有毒，即蟾蜍眉间白汁，能烂人肌肉，唯疔毒服二三厘，取其以毒攻毒。

蛤蟆

辛温之味。

发时疮之毒，理疳积之疴，消猘犬之毒，枯肠痔之根。

蛤蟆有毒，酒浸一宿，去皮、肠、爪，炙干。

属土之精，应月魄而性灵异，过用发湿助火。

唯五月五日取之，可治恶疮。

水蛭

味咸苦平，入于肝经。

恶血积聚，闭结坚牢，炒末调吞多效，赤白丹肿，痈毒初生，竹筒含咂有功。

咸走血，苦胜血，为攻血要药。误吞生者，入腹生子，咂血，肠痛瘦黄，以田泥调水，饮数杯，即下也，或以牛羊热血一二杯，同猪脂饮之亦下。

染须药中，能引药力倒上至根。

虻虫

苦咸之味，入于肝经。

攻血遍行经络，堕胎只在须臾。

【增补】去寒热与癥瘕，通血脉及九窍。

虻虫有毒，去足翅，炒。恶麻黄。

青色入肝，专吸牛马之血。仲景用以逐水，因其性而取用之也。非气壮之人，实有蓄血者，水蛭、虻虫不敢轻与。

䗪虫

咸寒之味。

去血积，收剔极周；主折伤，补接至妙。煎含而木舌旋消，水服而乳浆立至。

䗪虫有毒，畏皂荚、菖蒲。屋游，即地鳖虫也，仲景大黄䗪虫丸，以其有攻坚下血之功，虚人斟酌用之。

蝼蛄

咸寒之味。

通便而二阴皆利，逐水而十种俱平，贴痒燥颇效，化骨鲠殊灵。

【增补】去肉刺而全产难，亦解毒以愈恶疮。

蝼蛄无毒，去足翅，炒。自腰以前甚涩，能止二便，自腰以后甚利，能通二便，治水甚效。但其性猛，虚人戒之。

蝉壳

咸寒之味，入于肺、脾、肝。

快痘疹之毒，宣皮肤之风，小儿惊痫夜啼，目疾昏花障翳。

蝉壳无毒，经沸汤洗净，去足翅，晒干，大而色黑入药。

感木土之气，吸风饮露，故主疗皆风热之恙。又治音气不响，及婴儿夜啼，取其昼鸣夜息之义。痘疹虚寒证，禁用。

蝎

辛平之味，入于肝经。

善逐肝气，深透筋骨，中风能收，惊痫亦疗。

蝎有毒。

诸风掉眩，皆属肝木，蝎属木，色青，独入厥阴，风家要药。全用谓之全蝎，但用尾，谓之蝎梢，其力尤紧。

似中风，小儿慢脾风病属虚者忌。

本草续篇

草部

党参

质性甘平。调和脾胃，善补中而益气，能除渴以生津。

党参无毒。按古本草云：参须上党者佳。今真党参久已难得，廓中所卖党参，种类其多，皆不堪用，唯防风党参[①]，性味和平足贵。根有狮子盘头者真，硬纹者伪也。

西洋参

苦寒微甘，味厚气薄。生津液，除烦倦，补肺金而称善，治虚火为尤宜。

① 防风党参：党参别名之一。据谢宗万《常用中药名与别名手册》，防风党参文献名又称防党，商品名又称防党参。

西洋参无毒。出大西洋法兰西①，形似辽东糙人参，煎之不香，其气甚薄。

三七

甘苦微温。散瘀定痛，愈血痢，止血崩，祛目赤，消痈肿。金疮杖疮称要药，吐血衄血著奇功。

三七无毒。从广西山洞来者，略似白及，长者如老干地黄。有节，味微甘。以末掺猪血中，血化为水者真。

能损新血，无瘀者勿用。

白头翁

苦坚肾，寒凉血，入阳明血分。治热痢、时行温疟、寒热、瘰疬、疝瘕、金疮、秃疮、腹痛齿痛，并血痔而咸治；亦目明而疣消。

---

① 法兰西：即法兰西共和国。曹炳章《增订伪药条辨》谓：西洋参，形似辽参而小，产于美国。向来只有光、白二种，近时更增毛皮参一种。因光参由日本人作伪，以生料小东洋参，擦去表皮，名曰副光，售与我国。贪利市侩，伪充西参以害同胞，天良丧尽，耻莫大焉。盖西参滋阴降火，东参提气助火，效用相反。凡是阴虚火旺，劳嗽之人，每用真西参，则气平火敛，咳嗽渐平；若用伪光参，则反现面赤舌红，干咳痰血，口燥气促诸危象焉，以致医者见西参有裹足不前之感。故近年美商有不去表皮之毛西参运入我国，意在杜绝某国狼人之作伪。讵知通行未逾十年，而某国原皮伪毛参又混售市上，病家服药，可不慎欤。伪西参之为害既如此，而卒不能革除者，何也？因真西参之价，每斤八九十元，而伪参每斤仅八九元耳。贩卖真参者，得利甚微，混售伪参，则利市十倍。我国商人大抵目光浅短，素少公众道德观念，只知孽之为利，不顾有害于民众。作伪者所以有如是之盛也。

白头翁无毒。药肆中多于统柴胡内拣出用之，然必头上有白毛者方真。得酒良。

血分无热者忌。

白薇

味苦咸而性寒，入阳明与冲任。中风而身热，肢满不知人，血厥与温疟热淋，寒热酸痛，妇人则伤中淋露，产虚烦呕，治无不宜，投之悉当。

白薇无毒。似牛膝而短小柔软。去须，酒洗。恶大黄、大戟、山茱、姜、枣。血热相宜，血虚则忌。

落得打

味甘性平。行血止血，能治跌打，亦愈金疮。

落得打无毒。叶如薄荷，根如玉竹。用根煎，酒炒能行，醋炒能止血，或捣敷之不作脓。

冬虫夏草

质为甘平。功已劳嗽，保肺益肾，止血化痰。

冬虫夏草无毒。四川嘉定府所产者最佳。冬在土中，身活如老蚕，有毛能动，至夏则毛出土上，连身俱化为草，若不取，至冬则复化为虫。

水仙根

味苦微辛，性寒而滑。治鱼骨之为鲠，疗痈疽之外伤。

水仙无毒。

紫花地丁

辛苦而寒。泻热解毒，发背与痈疽莫缺，疔疮并瘰疬咸宜。

紫花地丁无毒。叶似柳而细，夏开紫花结角，生平地者起茎，生沟壑者起蔓。

刘寄奴

味苦性温。通经破血，能除癥瘕，亦止金疮。

刘寄奴无毒。一茎直上，叶尖长糙涩，花白蕊黄，如小菊花，茎叶花子皆可用。

多服令人吐利。

大青

质苦咸而大寒。解心胃之热毒，是以时疾热狂，阳毒发斑莫虑。亦治黄疸热痢，喉痹丹毒无虞。

大青无毒。处处有之，高约二三尺，茎圆叶长，对节生。八月开小红花，成簇。实大如椒，色赤。用茎叶。

非心胃热毒勿用。

芭蕉根

甘而大寒。泻热解毒，发背欲死，与赤游风疹而咸宜，天行热狂，共血淋湿痛以并治。

芭蕉根无毒。

苎麻根

性甘寒。利小便疗淋血，止脱肛，痰哮宜求，安胎尤要。

苎麻根无毒。

败酱

性平味苦。解毒排脓，凝血破，痈肿消，除暴热火疮，治产后诸病。

败酱无毒。一名苦菜，用根苗。

毒草类

草乌头

辛苦大热。开透顽痰，治恶疮，破积聚，降气平咳逆之上，搜风去寒湿之痹。

草乌头有毒，即附子之母。有谓春采为乌头，冬采为附子者，非也。

风仙子

微苦而温。透骨通窍。治产难而积块可消，能软坚而骨鲠亦治。

风仙子有小毒。缘其透骨，最能损齿，与玉簪根同。凡服者不可着齿，多用亦戟[①]人咽。

蔓草类

蔷薇根

苦涩而冷，入胃、大肠。除风火与湿热，亦生肌肉而杀虫。痈疽疮癣，牙痛口糜，外治固称良剂；涩痢时温，好眠遗溺，内治尤著殊功。

蔷薇根无毒。子名营实。花有黄白红紫数色，以黄心白色粉红者入药，口糜须煎汁含咽。

茜草

气味苦寒，入心与肾。行血止血，消瘀通经。风痹与黄疸咸宜，扑损偕痔瘘悉治。

茜草无毒。忌铁，一名血见愁。根可染绛[②]，酒浸一两，通经甚效，但无瘀滞者忌投。

---

① 戟：本义为古代的一种合戈矛为一体的兵器。引申指刺激。

② 绛：本义为深红色。后也泛指红色。

石韦

其味甘苦，其性微寒。清肺金以滋化源，通膀胱而利水道。愈淋最要，劳热亦宜。

石韦无毒。生石阴处，柔韧如皮，用须拭去背上黄毛，微炙。杏仁、滑石、射干为使，得菖蒲良。生古瓦上者名瓦韦。无湿热者勿与。

马勃

辛平清虚。清肺之药，故咳嗽喉痹、衄血失音莫缺。抑解热散血，涂敷诸疮称良。

马勃无毒。生湿地朽木上，状如肺肝，紫色虚软，弹之粉出，取粉。

木部

樟脑

辛热香窜。利滞通关，能杀虫，亦除湿；辟蛀虫者纳诸笥[①]，消脚气者藏之鞋。

樟脑无毒。以樟木切片，井水煎成。

---

① 笥：古代用竹子或苇子编织的盛衣物用的箱子。

秦皮

苦寒色青。能治风湿，泻热而疗目疾，洗服咸宜；性涩而止崩带，下痢亦治。

秦皮无毒。出西土[1]。皮有白点，渍水碧色，书纸不脱者真。大戟为使，恶吴茱萸。

苦寒清热，是其所长。《纲目》谓其久服轻身，益精有子，未必然也。

西河柳

甘咸而温。消痞解酒，解诸毒而发痧疹，利小便而疗诸风。

西河柳无毒。

大风子

辛热之质。外用称良，取油治疹疠疮癣，论功亦杀虫劫毒。

大风子有毒。出南番，子中有仁白色，久则油黄不用。入丸药，压去油。

枸橘叶

其性辛温。其宜解郁，治下痢脓血而后重也，愈喉瘘消肿以导毒焉。

---

① 西土：《中国历史地名大辞典》：一，西周时周人称周故土为西土。二，佛教徒称印度为西土，盖对中国而言，印度居西。

枸橘无毒。一名臭橘。刺风虫牙痛，以一合煎汁含之。

山茶花

味辛甘寒。凉血，肠风血下，与吐衄而兼疗；汤火灼伤，调麻油而涂治。

山茶花无毒。用红者。

荆沥

味性甘平，宜通经络，愈眩晕烦闷，消渴热痢，治中风失音、惊痫痰迷。消瘀泻热所必需，去风化痰之妙药。

荆沥无毒。牡荆俗名黄荆。截取尺余，架瓦上，中间火炙，两头承取沥。

气虚食少者切戒。

果部

巴旦杏仁

辛甘平，能润肺。止咳下气多效，心腹逆闷可消。

巴旦杏仁无毒。形扁皮白尖弯，如鹦哥嘴者真。

有痰湿者勿服。

银杏

味甘而苦，性涩以收。熟食有缩小便、止带浊、温肺益气、定哮敛嗽之功；生食则降浊痰、杀白虫、解酒消毒。浆泽[①]手面为宜。

银杏无毒。多食则收令太过，令人壅气胪胀[②]，小儿发惊动疳。

荔枝核

甘涩而温。治胃脘痛，散滞气，辟寒邪。妇人则血气之痛以瘳，男子则卵肿癞疝亦治。

荔枝核无毒。烧存性。无寒湿滞气者勿服。

枳椇子

味甘性平。除烦止渴，能润五脏，尤解酒毒。

枳椇子无毒。多食发蛔虫。

西瓜

味甘性寒。止渴清热，利便解酒，解暑除烦。

西瓜无毒。多食伤脾助湿，有寒湿者忌之。

石莲子

其品苦寒。专治噤口，除湿热，治浊淋，能清心以去烦，亦开胃而进食。

---

① 泽：本义为水或水草积聚的低洼的地方。引申指滋润，或滋润头发和皮肤的油脂。

② 胪胀：即腹胀。胪，本义为皮肤，引申特指肚腹前部。

石莲子无毒。莲之黑而沉水者，无湿热而虚寒者勿服。

藕节

性涩平。消瘀血，热毒解，吐衄疗。产后则血闷无虞，淋痢之诸证咸治。

藕节无毒。

荷叶

性平味苦。主于轻宣，升脾胃之陷阳而止利，发豆疮之倒靥[①]而成浆；能散宿血而治吐衄，愈崩淋以及产瘀。

荷叶无毒，升散消耗，虚者禁之。

姜汁

其质润而辛温，治噎膈与反胃，能救暴卒，尤利开痰。

马齿苋

酸寒之质，功用厥彰，祛风杀虫，散血解毒。治诸淋疳痢、血癖恶疮，能滑产利肠、小儿丹毒。

马齿苋无毒。叶如马齿，有大小两种，小者入药，晒燥去茎，苹亦忌与鳖同食。

① 倒靥：儿科病证名。指痘疮不能结痂。

蒲公英

苦甘寒。化热毒、食毒，解肿核消。专治疔疮乳痈，亦为通淋妙品。

蒲公英无毒。叶如莴苣，花如单瓣黄菊，四时有花，花罢，飞絮断之，茎中有白汁。

鱼腥草

辛微寒。散热毒，断痁[①]疾，愈脱肛，可疗痈肿痔疮，亦敷恶疮白秃。

鱼腥草有小毒。

竹笋

甘而微寒。利膈下气，化热爽胃，亦可消痰。

竹笋无毒。冬笋、鞭笋较胜。

竹笋能损气。虚人食笋，多致疾也。小儿尤不宜食，最难化。

葫芦

性甘滑而利水称良，治腹胀而黄肿亦当。

葫芦无毒。

---

① 痁：内科病名。指疟疾。

冬瓜

寒泻热，甘益脾。利二便，治消渴。多食而水肿以消，用子则补肝明目。

冬瓜无毒。

丝瓜络

性甘寒。通经脉，消浮肿，发痘疮。除风化痰，凉血解毒。疝痔肠风与痈疽并治，滑肠下乳共崩漏兼疗。

丝瓜无毒。

木耳

其性甘平。能治五痔。五脏以利，肠胃能宣。

木耳有小毒。生古槐、桑树者良，柘树者次之。地耳甘寒明目，石耳甘平，明目益精。

谷部

浮小麦

咸寒也，而虚汗盗汗无虞；性凉也，则劳热骨蒸可愈。

浮小麦无毒。即水淘浮起者，焙用。

麦麸

甘寒，与浮麦同性，醋拌蒸熨。腰脚折伤，风湿痹痛，寒湿脚气，胃腹滞气，互易至汗出并良。

糯米

性甘而温。补脾益肺，收自汗，发痘疮，大便能坚，小便可缩。

糯米性黏滞难化，病人及小儿最宜忌之。凡素有痰热风病及脾病不能转输，食之最能发病成疾。

粳米

禀天地中和之气，为补益气血之源。性甘而平，色白入肺。能利便而止渴，亦清热而除烦。

新米作食动气。

泔，古名米瀋，第二次者，清而可用。清热止烦渴，利小便凉血。

粟

咸淡微寒。补气养肾，开脾胃，益丹田，利小便而称良，治反胃与热痢。

粱之小者为粟。

秫[1]

甘微寒。治肺疟，去寒热，利大肠，或阳盛阴虚，或夜不成寐，或食鹅鸭而成癥，或下黄汁而妊娠，无不宜焉，赖有此耳。

粱米、粟米之黏者为秫。

刀豆

温中下气，益肾归元，甘利胃肠，温止呃逆。

大豆黄卷

味甘性平。理胃消水，祛胀满而破妇人之恶血，疗湿痹而愈筋牵与膝痛。

黑大豆为蘖，芽如五寸长，便干之，名为黄卷。一法壬癸日，以井华水浸大豆，俟生芽，取阴干。

陈廪米

淡平而甘，厥功良著。肠胃调而小便利，湿热去而烦渴消。

时珍曰：廪米年久，其性多凉，炒食则温。

---

① 秫：本义为黏高粱。也指黏粟米，俗称秫子。也指黏稻。

红曲

甘温而燥胃消食，入营而破血活血。赤白下痢者良，产后恶露亦治。

红曲无毒。红入米心，陈久者良，酿酒则辛温有小毒。发肠风、痔瘘、脚气、哮喘、痰嗽诸疾。

脾阴虚胃火盛者勿用。能损胎。

金石部

铅

甘寒属肾，解毒坠痰，安神明目，杀虫乌发。

铅有毒。生山穴间。唯性带阴毒，不可多服，恐伤人心胃耳。解硫黄毒，煎汤服即解。

铁

辛平之品。镇心平肝，坠痰疗狂，消痈解毒。

铁有毒。畏磁石、皂荚。煅时砧上打落者名铁落，如尘飞起者名铁精，器物生衣者名铁锈，盐醋浸出者名铁华。时珍曰：大抵借金气以平木，坠下解毒，无他义也。

云母

色白味甘，入肺下气，能坚肌而续绝，治疟疾与痈疽，何虞身痹死肌，亦治中风寒热。

云母无毒。有五色，以色白光莹者为上。泽泻为使，恶羊肉。李之才曰：畏鲍骨、东流水。

白石英

甘辛微温，润能去燥。利小便，实大肠。咳逆而胸膈久寒，肺痿而吐脓为患。

白石英无毒。白如水晶者良。只可暂用，不宜久服。

水银

辛寒阴毒，功颛[①]杀虫。故外用则疮疥虮虫[②]与疹痿白秃[③]可除，亦内施则绝孕堕胎，解金银锡之毒。

水银有毒。从丹砂烧煅而出，得铅则凝，得硫则结。傅枣肉、人唾研则碎。散之在地者，以花椒末、茶末收之。畏磁石、砒霜。性滑重直入肉。

轻粉

辛冷而燥，杀虫、治疮，能祛痰涎，善入经络。

轻粉有毒，不可轻用。土茯苓、黄连、黑铅、铁酱、陈酱能治其毒。

---

① 颛：通“专”。专擅。

② 虮虫：即虮子，指虱的卵。

③ 白秃：中医外科病名。头皮癣疾之一，又名癞头疮、秃疮。出《刘涓子鬼遗方》卷五。

粉霜功过略同。

银朱

唯辛温之气味，能破积而祛痰，疗疥癣而治恶疮，散结胸而杀虫虱。

银朱有毒。其性燥烈，能烂龈、挛筋。其功过与轻粉、粉霜同。

禹余粮

甘寒重涩，固下最良。入手足阳明之血分，治咳逆寒热与烦满。血闭癥瘕可用，催生下痢亦宜。

禹余粮无毒。石中黄粉，生于池泽无砂者佳。时珍曰：石中有细粉如面，故曰余粮。弘景曰：凡用细研水飞取汁澄之。勿令有沙土也。

阳起石

咸而微温，大补肾命。阴痿精乏，子宫虚冷，固男女而咸宜；漏下崩中，水肿癥瘕，为妇之妙品。

阳起石无毒。出齐州阳起山，云母根也。虽大雪遍境，此山独无。以云头两脚鹭鹚毛色白、湿润者良。火煅醋淬七次，研粉水飞。亦有用烧酒、血脑升炼取粉者。桑螵蛸为使，恶泽泻、菌桂，畏菟丝子，忌羊血。

磁石

味禀辛咸，功尤补肾。是以通耳明目，愈肢节酸痛之周痹；抑将清热去烦，治惊痫怔忡之宿疾。

磁石无毒。色黑能吸铁者真。火煅醋淬，研末水飞。或醋煮三日夜。柴胡为使，恶牡丹。

砒石[①]

辛苦而酸，大热大毒。除哮截疟，大燥劫痰。外用则枯痔而杀虫，已炼名砒霜而尤烈。

砒石大毒。一名信实。生者名砒黄，炼者名砒霜。出信州，衡州次之。锡之苗也。畏羊血、冷水、绿豆。

石蟹

其性咸寒，解诸药毒。治青盲目翳，祛天行热疾。若用醋磨，能敷痈肿。

石蟹无毒。出南海，体质石也，而与蟹相似，细研水分。

凝水石

辛咸大寒，功专泻热。时邪热甚可用，口渴烦满为宜。

---

① 砒石：中药砒霜别名。

凝水石无毒。一名寒水石。盐精渗入土中，年久结成，清莹有棱，入水即化。亦名寒水石。

元精石

太阴之精，咸寒而降。具救阴助阳之用，有扶危拯逆之功。

元精石无毒。出解池通泰积盐处，咸卤所结，青白莹彻。片皆六棱者良。

硇砂

咸苦辛热，消食破瘀。治噎膈与癥瘕，消目翳与胬肉。

硇砂有毒。出西戎[①]，乃卤液结成，状如盐块，置冷湿处即化，白净者良。水飞过醋煮，干如霜，刮下用。

热毒之性能烂五金。《本草》称其能化人心为血，亦甚言不可轻用也。

地水部

地浆

味甘性寒，解诸菌毒。泄痢赤白以瘥，腹热绞痛可解，治虫蜞入腹之患，醒中暍[②]卒死之人。

---

① 西戎：唐代汉文史籍中对吐蕃的泛称。《旧唐书·吐蕃传》：“西戎之地，吐蕃是强。”此泛指今西藏及藏族各聚居地区。

② 中暍：中医内科病名，即中暑。见于《金匮要略·痉湿暍病脉证治第二》。

地浆无毒。掘黄土地作坎，深三尺，以新汲水沃入搅浊，少顷取清用。并解一切鱼肉菜果之毒。

土部

孩儿茶[①]

味苦涩，性微寒。化痰生津，清上膈热，止血收湿，定痛收肌，涂金疮口疮及阴疳痔肿。

出南番[②]，以细茶末纳竹筒埋土中，日久取出，捣汁熬成块，小而润者上，大而枯者次之。

禽兽虫鳞部

燕窝

味甘淡平，专益于肺。养肺阴而化痰止嗽，补肺虚而清肃下行。胃气开，劳痢止。虚烦劳损之圣药，小儿痘疹著奇功。

可入煎药，须用陈久者，色如糙米者最佳。

燕窝脚，色红紫，功用相仿。性重能达下，微咸能润下，治噎膈甚效。

---

① 孩儿茶：中药儿茶之别名。是豆科植物儿茶去皮枝、干的干燥煎膏，丁氏解释欠妥。

② 南番（音bō）：古代中国南方地区。

夜明砂

质禀辛寒，肝经血分。活血消积，目盲障翳称良；疟魃惊疳，干血气痛亦治。

夜明砂无毒，一名天鼠矢，蝙蝠屎也。食蚊砂，皆蚊眼，故治目疾。淘净焙，恶白薇、白蔹。

豭[①]鼠屎

甘寒之品，功效胡彰。伤寒劳复以发热，男子阴易而腹痛。

两头尖者为雄鼠屎。

猬皮[②]

性苦平，治胃逆，消五痔，愈肠风、阴蚀共阴肿之疴，酒煮与末敷胥当。

猬皮无毒。煅黑存性，肉甘平，理胃气，治反胃，令人能食。煮汁饮，又治瘘。

原蚕沙

辛甘而温，炒黄浸酒。疗风湿之为病，愈肢节之不遂。炒热熨患处固良，酒调敷烂弦亦治。

---

① 豭（音jiā）：本义为公猪，泛指猪。也指雄性动物。

② 猬皮：即刺猬皮。

附：药性赋

党参固正气而理虚，洋参补虚劳而清热。

沙参补肺养阴，丹参清心补血。

玉竹润燥而祛虚风，白前下气而治痰咳。

天花粉泻热生津，夏枯草清肝散结。

鸡苏清热而治头风，白及补血而止吐血。

海藻软坚而散瘰疬，浮萍发汗而除风湿。

豨莶草治风湿痹痛，钩藤钩除肝风搐搦。

益母草祛瘀调经，功同茺蔚子；泽兰叶散郁强脾，用类佩兰草。

白薇治血热烦呕，茜草行血滞咽痹。

凌霄破血去瘀，紫草凉血活血。

藘茹治血枯癥瘕，菴䕡能行水散血。

芦根降火益胃以止呕，苎根安胎补阴而祛热。

蔷薇根漱牙痛口疮，芭蕉根治热狂烦渴。

龙胆草除湿热而益肝胆，胡黄连治惊疳而退蒸热。

苦参燥湿能治疮疡，青黛泻肝兼解热毒。

大青解时病发斑，板蓝根之用同；甘遂行水气肿满，紫大戟之效捷。

藜芦吐风痫之痰涎，芫花疗五水之饮澼。

通草、灯心清上焦热，能利小肠；桂枝、官桂和营卫气，温通经脉。

萹蓄治黄疸热淋，青蒿退骨蒸劳热。

天仙藤治妊娠水肿，疏风活血之功。

海金沙治五淋茎痛，除湿泻热之力。

草乌头治风痹顽痰，草豆蔻治寒疟秽疫。

蛇床子补肾命而除风湿，蒲公英消乳痈而解热毒。

紫地丁泻热，治斑疹疔疽；金银花解毒，治疮疡外发。

忍冬藤治疮毒，能清痘疹之热，杜牛膝治牙疼，又通咽喉之痹。

锁阳强筋有润燥之功，鹤虱杀虫止腹痛之剂。

山柰辟恶温中，漏芦解毒入胃。

山慈菇散结消肿，蓖麻子拔毒去滞。

白头翁泻热止血痢，冬葵子利窍通营卫。

王不留行通血脉下乳催生，冬虫夏草发痘疮去除劳瘵。

土瓜根利水行血，治热病发斑；白鲜皮消风去湿，疗闭结不利。

萆薢去风湿而治浊淋，白蔹泻热毒而散结气。

青葙子、决明子去风热明目，木鳖子、急性子拔痈毒通经。

马勃清肺而止咽痛，蓼实温中而下水气。

土茯苓解毒去湿热，兼治痰疮；预知子泻热补劳伤，又杀虫蛊。

马鞭草经脉能通，枸杞子肝肾能补。

女贞子强肾阴而定肝风，柏子仁养心气而悦脾土。

茯神木治筋骨拘挛，油松节治风湿痛苦。

松香生肌敛湿疮之痛，槐角凉血通大肠之腑。

楮实助阳而壮筋骨，槐花凉血而止崩吐。

秦皮性涩，平肝而止下痢，兼疗目疾；榆皮性滑，利窍而下有形，又医妒乳。

蔓荆子清上焦，宜凉血祛风；辛夷花通九窍，治鼻渊鼻塞。

海桐皮去风热而行经络；密蒙花润肝燥因能明目。

蕤仁治目疾而补肝虚，芙蓉治肺痈而清肿毒。

杉木治肺气肿满兼疗胀痛，茶叶清头目烦热，又和阴阳。
苦丁茶治上炎邪热，川楝皮涂作痒癣疮。
肥皂角敷无名肿毒，山茶花治吐衄血伤。
败棕灰能泄热，止血止痢，乌桕木解砒毒，利水通肠。
苏木去瘀，治产后血晕；降香降气，和血滞打伤。
痘疹不起，用西河柳；通窍辟恶，用苏合香。
冰片能通窍散郁，荆沥治痰热癫狂。
芦荟消热杀虫，治疳痢最速；芜荑杀虫燥湿，疗积痛尤良。
胡桐泪涂齿䘌结核，大枫子治疥癞癣疮。
去风明目，清少阳有霜桑叶；降火除痰定惊痫，有天竺黄。
樟脑燥湿杀虫治外感，雷丸杀虫消积治内伤。
桑椹补肾水，生津明目；柿干清心肺，除热涩肠。
柿蒂降气，呃逆可止；桑枝去风，筋骨能强。
青果清咽治鱼骨鲠，雪梨润肺利大小肠。
胡桃涩精固肾，荷叶通气升阳。
龙眼养心脾而保血，榴皮止泻痢与脱肛。
润肺杀虫有榧实，清热养胃有蔗浆。
莲蕊须涩精最妙，荔枝核治疝为良。
白果敛哮喘，带浊可止；枳椇解酒毒，烦渴能忘。
西瓜翠衣清暑去热；大豆黄卷消满通中。
大蒜能通窍辟恶，黑姜去陈寒痼冷。
白芥子开肺气而豁痰，马齿苋散热毒而消肿。
丝瓜瓤清肺热哮喘之痰；西瓜子滑大肠通乳之引。
金银镇肝制木为良，铅铁坠痰定惊最捷。
芒硝元明粉，均能润下软坚；太阴元精石，大都救阴泻热。
浮石降火化痰，硼砂软坚散结。
磁石补纳肾气，耳目能通；礞石能入肝脏，顽痰可去。

代赭石内镇肝逆之不平，炉甘石外治疮疡之烂湿。

雄黄辟暑湿恶邪，矾石吐风痰痧毒。

胆矾、皂矾，制肝木风痰喉痹；青盐、食盐，引肾经燥润滑痰。

急流水宜二便风痹之剂，逆流水宜宣吐风痰之药。

甘澜水宜伤寒劳伤，阴阳水治霍乱吐痢。

腊雪水清热痰，秋露水治暑痹。

地浆解毒而治水，井泉补阴而止渴。

孩儿茶收湿定痛治诸疮，百草霜补火定血治诸积。

陈墨汁治崩衄，下胞胎；伏龙肝止呕吐，消溺血。

鸡冠血治恶忤并发痘浆，鸡肫皮消水谷且除烦热。

乌骨鸡治干血虚劳，白毛鸭为滋阴圣药。

猪尾血治痘疮倒靥，猪胆汁能润燥通肠。

猪脬能转脬之引，猪蹄为通乳之汤。

羊肉补形益气血，牛肉补脾行倒仓。

补虚润燥有牛乳，清心解热有牛黄。

黄明胶补阴能养血，望月砂明目治痘疮。

獭肝治传尸鬼疰，猬皮治肠风痔疡。

夜明砂治目盲障翳，豭鼠粪治阴易复伤。

熊胆平肝明目，鳝血活血祛风。

鲤鱼胆点喉痹，青鱼胆治目疮。

蛇蜕祛风辟恶，蚬肉下乳壮阳。

山甲通经络而散痈肿，蟹黄续筋骨而涂漆疮。

瓦楞子平胃柔肝消血积，蛤蜊粉清热利湿治咳伤。

田螺利二便水肿，珍珠定心肝热惊。

蜂蜜和百药不宜中满，蜂房治咳伤解毒为能。

海螵蛸通经脉治血枯，五味子敛肺气收脱肛。

蝉蜕除风热，退翳发疹；僵蚕去风热，散结行经。

白蜡生肌而止尿血，斑蝥攻毒以下有形。

蜈蚣祛风治惊痫与顽癣，干蟾制木治疳痞与阳明。

白蚯蚓泻大肠，亦治经脉之痛；五谷虫治疳积，又治大便之不行。

外清热毒有蛞蝓，内治痰厥有胆星。

蜣螂、蝼蛄攻积通络，虻虫、水蛭逐血行经。

千年健、寻骨风祛湿追风足用，人中黄、人中白泻热解毒为灵。

血余和诸血，补阴治劳复；秋石补肾水，清火退骨蒸。

人乳补虚而润，人牙发痘而温。

河车为固胎可用，难言补益；红铅为败阳之物，岂曰养阴。

散瘀降火，己溺不如童便；泻热解毒，金汁即是粪清。

车轴木利水湿，气痛作滞；盘龙草治癃闭，小便不行。

补阴固气有燕窝、线鳔，滋阴退热有淡菜、海参。

酸梅草内敛肝气之用，急性子外通经络之能。

绛纱通瘀，纬屑活血。

桑虫发痘浆，䗪虫疗折伤。

青布藉青黛以平肝，红布藉红花以活血。

死人枕治尸痨鬼症，炊单布治熏蒸热毒。

柴灰渗溺死水湿，黄土治夏日中暍。

黄精填补，必须常服；郁金舒郁，顺气有功。

三七消瘀，治跌打吐血；砂仁理气，治饱胀腹膨。

罂粟壳能收涩胃，使君子能杀虫积。

糯米填中而补胃，粳米养胃而和中。

荸荠消铜钱积，亦治噎膈；柿干清肺热，亦治痢红。

浮小麦虚汗能止，大麦芽乳胀能通。

黑料豆肾气能补，荞麦面食积能攻。

秫米叶、苡仁叶俱清暑病，脾胃可醒；紫豆藤、莱菔叶均治痧证，气血立通。

绿豆清热解毒，刀豆止呃温中。

洋米发痘疮虚证，红曲治滞下多红。

甜瓜蒂涌吐痰涎，胡荽酒起发痘浆。

薤白利气消痰，茄根散结消肿。